本书得到国家自然科学基金项目（课题号：81870233，81600249）
以及湖南省自然科学基金项目（课题号：2017JJ3455）资助

让肺高血压低头

主　　审◎周胜华

主　　编◎李　江　罗　俊

副主编◎宋　洁　何玉虎

编委名单◎李　江　罗　俊　宋　洁　何玉虎

　　　　　陈静远　唐　毅　朱腾腾　熊贤良

　　　　　盛　斌　杨晓洁　李源昌　罗　鹏

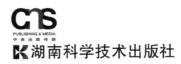

湖南科学技术出版社

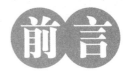

肺高血压（pulmonary hypertension）是由多种原因导致的肺血管结构和/或功能异常的一大类疾病，其病因和诊治相对复杂，牵涉科室广，常见于心血管内科、呼吸科、风湿免疫科、心脏外科、血液科等。肺高血压临床分为五大类，左心疾病所致的肺高血压（第2类）和呼吸系统疾病和/或缺氧所致的肺高血压（第3类）最为常见，治疗主要针对病因，无须靶向药物，预后相对较好。肺动脉高压（pulmonary arterial hypertension，PAH，第1类）的患病率约（15～60)/100万，其中最主要的病因在我国为先天性心脏病，其次为特发性肺动脉高压（IPAH）和结缔组织相关肺动脉高压。特发性肺动脉高压预后很差，其恶性程度不亚于恶性肿瘤，无靶向药物治疗时代患者生存时间平均2.8年。我国先天性心脏病发病率高，约为0.7%～0.8%，每年新增患儿15万人，如不早期手术，成人先天性心脏病患者有5%～10%将出现PAH。过去我国基层医疗对先天性心脏病筛查与防治十分薄弱，加之基层医生相关知识十分匮乏，使许多本可根治的左向右分流的先天性心脏病发展到PAH，甚至发展到右向左分流——艾森门格综合征，失去了手术的机会，极大地影响了生活质量和生存时间。

尽管近年来肺高血压已经引起医疗界的重视，临床研究也取得了很大进展，PAH的靶向药物层出不穷，但许多非专科医生认识仍有很大不足，误诊、漏诊常常发生，甚至给予陈旧或不规范的治疗措施，耽误患者的病情，增加了患者的痛苦。

我们在临床工作中碰到很多肺高血压的患者，他们十分渴求了解自己的疾病。例如，PAH是什么回事？它能治愈吗？先天性心脏病合并PAH什么情况下才能手术？如何选择靶向药物治疗？平常生活要注意什么？等等。相当多的基层和非专科医生对该疾病不熟悉，不知道如何回答他们的问题，而有丰富经验的医生也很少，常常没有足够的时间给予他们满意的答案。5 年前我们收集患者常见的 100 个临床问题，详细地回答并整理出版了《对肺高压说"NO"》科普小册子，深受患者欢迎。近 5 年来，国内外肺高血压诊治指南已有新的更新；新的肺高血压治疗方法如改良的经皮肺动脉球囊扩张术治疗慢性血栓栓塞性肺高血压在国内常规开展；不少 PAH 靶向药物进入各地医保报销目录，从而降低患者的经济负担，使初始的联合靶向治疗成为可能；另外，曲前列尼尔、马昔腾坦、利奥西呱、司来帕格先后在中国上市，治疗 PAH 又增添了新的治疗武器……如果说 5 年前我们只是对肺高血压说"NO"的话，现在我们完全有能力让肺高血压"低头"。正因如此，在第一本书的基础上，我们重新修订并增添了许多新内容，希望让肺高血压患者也与时俱进，了解所患疾病的诊治和康复的最新知识，配合医生进行规范的治疗和随访，同时积极而乐观地面对生活，增加战胜疾病的信心。

本书亦可以帮助部分非专科医生特别是基层医院的临床医生了解肺高血压的知识，为提高肺高血压早期和规范化诊断及治疗水平提供一定的帮助。

由于本书编写时间仓促以及我们的水平有限，书中可能有疏漏和欠缺之处，无论你是肺高血压的患者或其亲属朋友，还是关注这一疾病的医生，请在阅读后一定给予指导并提出宝贵意见，我们将根据你们的意见进一步修改完善！

李 江

于中南大学湘雅二医院

扫一扫进入"肺动脉高压患者之家"微信平台（PAH-home）

李江大夫的个人网站：lijiangcs. haodf. com. com

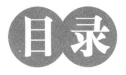

目录

CONTENTS

第一篇　心肺基础知识和肺高血压概念篇 - - - - - - - - - - - 001

1　心脏的基本结构有哪些？其主要功能是什么？ - - - - - - - - - 003

2　人体的血液循环是如何运行的？ - - - - - - - - - - - - - 004

3　左、右心室有什么区别？ - - - - - - - - - - - - - - - - 005

4　肺有何功能？它如何进行气体交换？ - - - - - - - - - - - 006

5　肺动脉结构和特点是什么？ - - - - - - - - - - - - - - - 007

6　肺循环的功能和特点是什么？ - - - - - - - - - - - - - - 008

7　什么是血氧饱和度？发绀的原因是什么？ - - - - - - - - - 009

8　什么是心排血量，与肺动脉平均压、肺血管阻力的关系是什么？
- 010

9　什么是右心衰？右心衰常见的疾病有哪些？ - - - - - - - - 011

10　肺动脉收缩压和平均肺动脉压有何不同？ - - - - - - - - - 011

11　什么是肺高血压？和我们平常谈的"高血压"一样吗？ - - - 012

12　肺高血压如何分类？ - - - - - - - - - - - - - - - - - - 013

13　世界肺动脉高压日是哪一天？如何由来？ - - - - - - - - - 014

14　肺动脉高压、肺高血压、肺高压、动脉性肺动脉高压是一回事
吗？有什么区别？ - - - - - - - - - - - - - - - - - - - 015

15　肺高血压是如何形成的？肺血管的本质改变是什么？ - - - - 016

16　为什么肺高血压是孤儿病？流行病学有什么特点？ - - - - - 017

17　肺高血压是如何引发右心衰的？ - - - - - - - - - - - - - 018

18　肺高血压对左心有影响吗？ - - - - - - - - - - - - - - - 018

19　为什么肺高血压压力很高，有些患者却无症状？ - - - - - - 019

20　为什么很多科室的疾病都能引起肺高血压？ - - - - - - - - 020

21 什么是特发性肺动脉高压（IPAH）？ - - - - - - - - - - - - - - - 020

22 肺动脉高压可遗传吗？ - 021

23 引起肺动脉高压的药物和毒物有哪些？ - - - - - - - - - - - - - - 022

24 为什么减肥药会引起肺动脉高压？ - - - - - - - - - - - - - - - - 023

25 肺高血压患者为什么要检查甲状腺功能？ - - - - - - - - - - - - - 024

26 为什么风湿免疫性疾病患者常合并肺动脉高压？哪些风湿免疫
   性疾病患者容易合并肺动脉高压？如何筛查？ - - - - - - - - - - 024

27 常见合并肺动脉高压的风湿免疫性疾病有哪些？ - - - - - - - - - 025

28 艾滋病患者为什么多发肺动脉高压？ - - - - - - - - - - - - - - - 026

29 为什么肝硬化会引起肺动脉高压？ - - - - - - - - - - - - - - - - 027

30 为什么"左向右分流"先天性心脏病会引起肺动脉高压？ - - - - 028

31 心脏缺损很小，为什么也会引起肺动脉高压？ - - - - - - - - - - 029

32 先天性心脏病手术治疗后还会发生肺动脉高压吗？ - - - - - - - - 029

33 什么是艾森门格综合征？它的表现是什么？ - - - - - - - - - - - 030

34 为什么先天性心脏病缺损可以导致肺动脉高压，而肺动脉高压
   晚期却说缺损是患者的救命通道？ - - - - - - - - - - - - - - - - 031

35 血吸虫病如何引起肺动脉高压？ - - - - - - - - - - - - - - - - - 031

36 肺静脉闭塞病/肺毛细血管瘤病是怎么回事？ - - - - - - - - - - 032

37 为什么高血压的患者常伴有肺高血压？ - - - - - - - - - - - - - 033

38 哪些呼吸系统的疾病能引起肺高血压？ - - - - - - - - - - - - - 034

39 肺部疾病引起的肺高血压有何特点？ - - - - - - - - - - - - - - 034

40 为什么高原病会引起肺高血压？ - - - - - - - - - - - - - - - - - 035

41 "另类打鼾"为什么会引起肺高血压？ - - - - - - - - - - - - - - 036

42 如何判断自己有"阻塞性睡眠呼吸暂停低通气综合征"？ - - - - 037

43 慢性血栓栓塞性肺高血压是如何形成的？ - - - - - - - - - - - - 038

44 哪些疾病容易引起慢性血栓栓塞性肺高血压？ - - - - - - - - - - 039

45 为什么溶血性贫血可引起肺高血压？ - - - - - - - - - - - - - - 039

46 为什么长期血液透析会引起肺高血压？ - - - - - - - - - - - - - 040

47 目前有关肺高血压治疗的临床试验值得参加吗？ - - - - - - - - 041

48 特发性肺动脉高压患者遗体捐献或者器官捐献是否对医学有用？
   - 042

第二篇　诊断篇 -- 043

49 肺高血压患者常见症状是什么？ -------------------- 045

50 肺高血压患者为何常胸痛？ -------------------------- 045

51 肺高血压患者为何容易咯血？ ----------------------- 046

52 肺高血压患者为何容易晕倒？如何预防？ --------- 047

53 肺高血压患者会有心脏杂音吗？ ----------------- 048

54 为什么肺动脉高压患者需要检查四肢血氧？ ------ 048

55 确诊肺高血压通常要做哪些检查？ --------------- 049

56 胸片和心电图可诊断肺高血压吗？ --------------- 050

57 心脏超声可以确诊肺高血压吗？测量准确吗？ ----- 051

58 做了心脏彩超为什么有时医生还要求做经食管彩超？ ----- 052

59 心脏磁共振有什么意义？心脏磁共振可用来诊断肺高血压吗？

-- 052

60 肺动脉压力未下降是否说明治疗无效？ ---------- 053

61 为什么诊断肺高血压一定要做右心导管检查？ --- 054

62 规范的右心导管检查应该测量哪些数据？ -------- 055

63 什么是血管扩张试验？阳性的标准是什么？ ------ 056

64 右心导管检查有危险吗？ -------------------------- 057

65 右心导管手术前后患者要注意什么？ ------------- 057

66 肺动脉造影有什么作用？ -------------------------- 058

67 排查免疫相关性肺动脉高压要做哪些检查？ ------ 059

68 肺高血压患者的心功能如何分级？ --------------- 060

69 什么是 6 分钟步行距离试验？它的意义何在？ --- 060

70 如何配合医生做 6 分钟步行距离试验？ --------- 061

71 肺功能检查、睡眠呼吸监测对于诊断肺高血压的作用是什么？

-- 062

72 为什么有时候需要做 V/Q 比值扫描？ ----------- 063

73 肺高血压患者要做心肺运动试验吗？ ------------- 063

74 医生是如何给肺高血压患者做危险评估的？ ------ 064

75 为什么查找肺高血压病因时需要排查肿瘤？ ------ 066

76 肺动脉高压患者如何进行基因诊断？肺动脉高压患者都要做

基因检查吗？ ------------------------------------- 066

77 基因检查发现异常要怎么办？ - - - - - - - - - - - - - 067

78 肺静脉闭塞病/肺毛细血管瘤如何诊断？ - - - - - - - - 068

79 先天性心脏病合并发绀就是艾森门格综合征吗？ - - - - - - - 069

第三篇 治疗篇 - - - - - - - - - - - - - - - - - - 071

80 肺高血压真的没治了吗？ - - - - - - - - - - - - - - 073

81 为什么有些患者吃了药之后压力没下降，反而会上升呢？

- 074

82 肺高血压的治疗分哪几部分？ - - - - - - - - - - - - 075

83 肺高血压的基础治疗具体有哪些？ - - - - - - - - - - - 075

84 哪些肺高血压患者需要长期吸氧？ - - - - - - - - - - - 076

85 肺高血压患者怎样的运动才算合适？ - - - - - - - - - - 077

86 肺高血压患者是否应该注射疫苗预防感染？ - - - - - - - 078

87 肺高血压患者是否应该定期进行心理咨询？ - - - - - - - 078

88 所有的肺高血压患者都需要补铁吗？ - - - - - - - - - - 079

89 肺高血压患者会出现哪些心律失常？该如何处理？ - - - - - 080

90 是否所有肺高血压患者都需要服用华法林？ - - - - - - - 080

91 口服华法林如何监测以及注意事项是什么？ - - - - - - - 081

92 哪些药物会影响华法林的作用？ - - - - - - - - - - - - 082

93 肺高血压患者何时服用利尿药？服用时要注意什么？ - - - - 083

94 右心衰可以使用哪些强心药？要注意什么？ - - - - - - - 084

95 肺高血压治疗常用的升压药有哪些？临床如何使用？ - - - - 085

96 可以使用抗高血压药来治疗肺高血压吗？血管紧张素转换酶抑
制药和血管紧张素Ⅱ受体拮抗药、硝酸酯类、β受体阻滞药可
以用吗？ - 086

97 肺高血压合并右心衰患者的处理原则有哪些？ - - - - - - - 087

98 哪些肺动脉高压患者可以服用钙拮抗药？ - - - - - - - - 088

99 什么是肺动脉高压的靶向治疗？常见的靶向药物有哪些？

- 089

100 内皮素受体拮抗药如何起作用？ - - - - - - - - - - - - 090

101 内皮素受体拮抗药有哪些？服用此类药物要注意什么？

- 090

102 一氧化氮可用来治疗肺高血压吗？ - - - - - - - - - - - - - - 093

103 5 型磷酸二酯酶抑制药有哪些药物？ - - - - - - - - - - 094

104 服用 5 型磷酸二酯酶抑制药要注意什么？ - - - - - - - - 095

105 精氨酸可用来治疗肺高血压吗？ - - - - - - - - - - - - - - - - 096

106 前列环素类药物的作用是什么？常见药物有哪些？ - - - 097

107 前列环素类药物常见副作用有什么？如何处理？ - - - - - 099

108 肺动脉高压患者如何正确使用万他维？ - - - - - - - - - - - 100

109 瑞莫杜林如何使用才能达到最佳效果？ - - - - - - - - - - - 100

110 新型的前列环素类药物有哪些？ - - - - - - - - - - - - - - - - 101

111 为什么"伟哥"可以用来治疗肺动脉高压？ - - - - - - - - 102

112 肺高血压在哪些情况下可单药治疗？ - - - - - - - - - - - - 104

113 采用内皮素受体拮抗药治疗时，肝酶异常了怎么办？ - - - 105

114 国产仿制药与进口原研药有什么区别？ - - - - - - - - - - - 106

115 为何医生推荐联合靶向药物治疗？常见的联合治疗方案有哪些？
- 107

116 为什么肺动脉高压靶向药物都很贵？如何治疗才省钱？
- 108

117 哪些靶向药物入医保了？ - 109

118 先天性心脏病为什么要尽早手术？ - - - - - - - - - - - - - - 110

119 先天性心脏病患者如何选择经皮介入封堵治疗或开胸修补治疗？
- 110

120 先天性心脏病合并肺动脉高压患者该如何治疗？ - - - - - 112

121 艾森门格综合征患者还能行封堵/修补手术吗？ - - - - - - - 114

122 先天性心脏病患者合并肺动脉高压什么条件下才能手术？
- 114

123 无手术条件的先天性心脏病肺动脉高压患者吃药后是否有手术
机会？ - 115

124 先天性心脏病患者合并肺动脉高压手术后还要吃药么？ - - - 115

125 肺高血压患者合并其他需要手术的疾病，手术前后如何处理？
- 116

126 肺动脉高压危象是怎么回事？哪些情况下可出现？ - - - - - - 116

127 房间隔造瘘手术对肺高血压患者有何帮助？ -------- 117

128 什么是肺动脉血栓内膜剥脱术？ -------------- 118

129 哪些慢性血栓栓塞性肺高血压患者适合做经皮肺动脉球囊
扩张术？ --------------------------------- 119

130 什么时候患者需要准备肺移植/心肺移植手术？ ------- 119

131 为什么孕妇合并肺高血压患者一定要及时终止妊娠吗？ ---- 120

132 结缔组织病相关性肺动脉高压如何双达标？ --------- 121

133 系统性红斑狼疮相关性肺动脉高压是否需要免疫抑制治疗？
--- 123

134 肺部疾病引起肺高血压患者如何氧疗？ ----------- 123

135 睡眠呼吸暂停综合征引起的肺高血压如何治疗？ ------- 124

136 慢性血栓栓塞性肺高血压的药物治疗有哪些？ ------- 125

137 左心疾病相关的肺高血压需要靶向药物治疗吗？ ------ 126

138 呼吸相关的肺高血压如何治疗？ --------------- 127

139 肺静脉闭塞病/肺毛细血管瘤病如何治疗？其治疗展望如何？
--- 128

140 未来治疗肺高血压有什么药物以及新的手段？ ------- 129

第四篇　生活篇 -------------------------------- 133

141 肺高血压患者在日常生活中要注意什么？ --------- 135

142 肺高血压患者如何调节心理？ -------------- 136

143 肺高血压患者在什么情况下需要卧床休息？ --------- 137

144 肺高血压患者如何记录自己的治疗档案？ --------- 137

145 肺高血压患者可以过性生活吗？ -------------- 138

146 哪些药物对月经及妊娠有影响？ -------------- 139

147 妊娠期发现肺高血压怎么办？ --------------- 139

148 肺高血压患者可以做哪些体力活动？能否做运动康复治疗？
--- 140

149 肺高血压患者如何控制水盐摄入？ ------------ 142

150 肺高血压患者体重一般需控制在什么范围？ -------- 143

151 肺高血压患者可以抽烟、饮酒吗？ ------------ 143

152 肺高血压患者如何改善睡眠质量？ ------------ 144

153 肺高血压患者能够从事多大强度的工作？-----------144

154 肺高血压患者可以坐飞机旅行吗？-----------145

155 肺高血压患者可以去高原地区旅行吗？-----------145

156 肺高血压患者可以游泳、蒸桑拿吗？-----------145

157 肺高血压患者多久复查一次？复查内容有哪些？-----------146

158 肺高血压患者漏服药物如何处理？-----------146

159 肺高血压患者需要服用中药吗？-----------147

160 肺高血压患者哪些情况下需要紧急求医？-----------148

附　录-----------149

一、6分钟步行距离试验登记表-----------151

二、《中国肺高血压诊断和治疗指南2018》（节选）-----------152

三、右心导管检查正常值-----------160

四、成人心脏超声正常值-----------161

五、常见血液检查正常参考值-----------161

第 一 篇

心肺基础知识和肺高血压概念篇

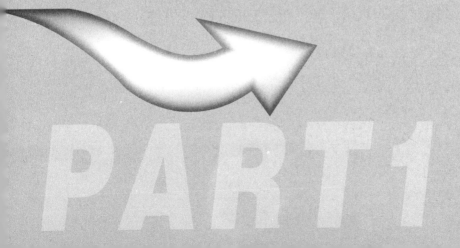

1 心脏的基本结构有哪些？其主要功能是什么？

心脏是人体中最重要的器官之一，人们常称之为人体的"发动机"。心脏的主要功能是推动血液流动，向各个器官、组织提供充足的血液，以供应氧和各种营养物质，同时带走代谢终产物，使细胞维持正常的代谢和功能。心脏位于胸腔中部偏左下方，正常人的心脏外形像"大仙桃"，体积约相当于一个拳头大小，质量约250 g。心脏有4个腔室，右边分为右心房和右心室，左边分为左心房和左心室。右心房的功能是收集富含二氧化碳的外周静脉血，并将其送入右心室，右心室再把血液经肺动脉瓣泵入肺动脉，肺动脉逐渐分支并将血液送入肺泡毛细血管，肺泡对血液进行氧气交换并排出二氧化碳，之后富含氧气的血液流入肺静脉。左心房主要作用是收集来自肺静脉的血液，左心室则将血液泵入主动脉，最后将富含氧和营养成分的血液分发至全身各级动脉。心脏就像永不停歇的发动机，不断地泵血给心、肾、脑和肌肉等组织，给细胞提供能量代谢物质，维持正常机体的需求。（图1-1）

〔李　江〕

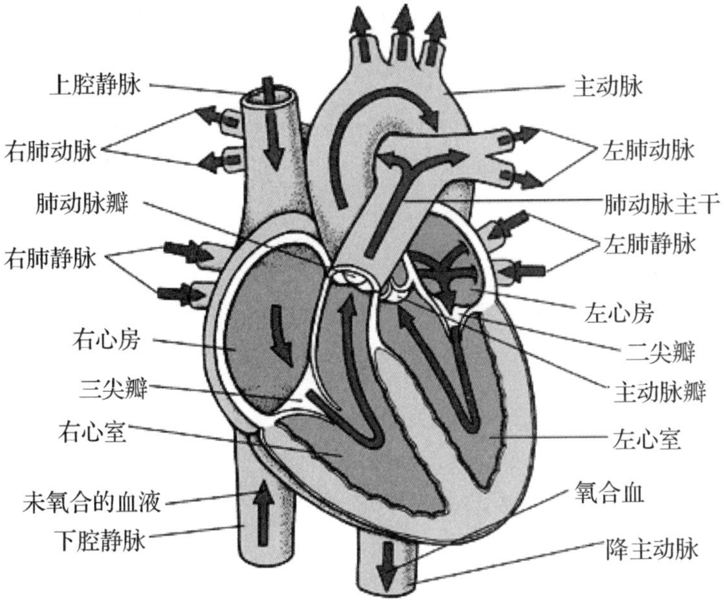

图 1-1　心脏的结构和功能

2 人体的血液循环是如何运行的？

人体的血液循环是封闭式的，由体循环和肺循环构成两条大小不同的血液循环途径。血液由左心室射出经主动脉及其各级分支再到全身的毛细血管，在此与组织液进行物质交换，供给组织细胞氧和营养物质，运走二氧化碳和代谢产物，此时动脉血变为静脉血；之后各级静脉分支再汇合成上、下腔静脉流回右心房，这一循环为体循环（又称大循环）。体循环的特点是血流压力高、体动脉阻力高，这依赖左室强有力的收缩功能实现的。血液由右心室射出经肺动脉流到肺毛细血管，在此与肺泡气进行气体交换，吸收氧并排出二氧化碳，静脉血从此变为动脉血；然后经肺静脉流回左心房，这一循环为肺循环（又称小循环）（图 2-1），肺循环的特点是血流压力低、肺血管阻力低。通常来说肺动脉的压力很低，通常平均压只有 14 mmHg 左右，阻力也很低，相对而言肺血流量大，当然，正常情况下，肺循环血流量等于体循环的血流量。平常我们所说的高血压是指体循环的血压增高，可以用血压计通过检测上臂肱动脉直接得出来，肺高血压则指肺循环压力增高，由于肺动脉在胸腔内，且在左右肺之间，因此目前暂时没有一种简便的方法能简便而快速地测出其压力，心脏超声检查可初步的估测肺动脉的压力，但要准确地测出压力只能通过右心导管技术将导管置于肺动脉内直接测得。

〔李　江〕

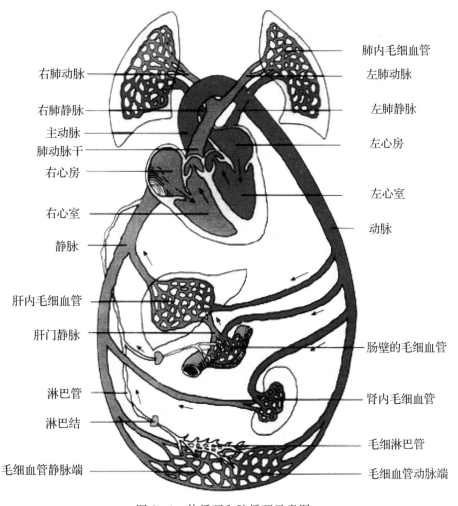

右肺动脉
右肺静脉
主动脉
肺动脉干
右心房
右心室
静脉
肝内毛细血管
肝门静脉
淋巴管
淋巴结
毛细血管静脉端

肺内毛细血管
左肺动脉
左肺静脉
左心房
左心室
动脉
肠壁的毛细血管
肾内毛细血管
毛细淋巴管
毛细血管动脉端

图 2-1　体循环和肺循环示意图

3

左、右心室有什么区别？

左、右心室如隔壁邻居，中间由室间隔分开来，右心室流动的是静脉血，左心室流动的是动脉血，各行其道，互不干扰。虽说为隔壁邻居，但左、右心室在形态结构功能上都十分不同。在形态结构上，左心室呈圆锥形，肌肉发达室壁厚（7～10 mm），收缩有力，收缩期压力可达 120 mmHg

以上，而右心室形态十分不规则，横切面为新月形，纵切面为三角形，像茶壶一样由流入道、心尖部和漏斗部三部分组成。右心室室壁较薄（2～5 mm），通常室壁厚度为左心室的1/3，收缩期的压力低，通常在20 mmHg左右，但右心室体积较左心室稍大，右心室的射血能力较左心室低些，做功也只有左心室的1/6；功能上，左心室是个射血器官，对压力耐受较强，强有力的收缩功能使左心室将血液泵至全身各器官，满足机体的需要；右心室是个容量器官，对压力的耐受能力十分差，肺动脉的压力突然升高会让右心室"难以承受压力之重"而迅速衰竭，但右心室对容量负荷耐受能力强。一直以来，医学界只关注重视左心室，右心室功能一直未予重视。由于左、右心室事实上是相互联系、相互依赖的，如肺动脉高压等疾病处理不好可导致右心衰甚至整个心脏泵血功能的崩溃，因此，虽说形态上"歪瓜裂枣"，但右心室也不容轻视，十分值得研究。

〔李　江〕

4 肺有何功能？它如何进行气体交换？

肺是人体内进行气体交换的器官，分别位于胸腔内纵隔的左右两侧，每侧肺似半个椎体形。肺脏外表看起来娇嫩脆弱但却结构完善，能够非常精确的将空气中的氧气摄入血中，并同时排出体内产生的废气——二氧化碳，之后经过气体交换后富含氧气的血液经左心输送至全身各个部位。肺的健康对人体正常生命活动非常重要。我们的肺脏时刻与外界发生着联系，是与外界相通的最大器官。伴随着我们呼吸，空气中的细菌、病毒、真菌以及粉尘均有可能进入肺脏到达体内，因此肺脏最容易受到外界的侵扰。

作为如此重要的器官，我们的肺是如何构成的呢？形象地讲，肺就像一个拥有2亿多个房间的大厦，楼道就是气管支气管，负责传输空气，房间具有弹性，一伸一缩之间就把空气吸入和排出身体。墙壁中的钢筋混凝土相当于肺泡壁上布满的血管神经和支撑组织，而房间的表面则是密密麻麻的肺泡细胞，这些细胞连同肺泡壁成为肺实质，肺泡壁上布满的血管和支撑组织称肺间质。肺泡细胞具有高度的通透性，进入肺泡的新鲜空气与肺动脉血液进行气体交换，由于气体分子有从压力高处向压力低处发生转移的特性，所以能够让氧气自由地通过肺泡进入肺动脉内含氧量低的静脉血中，而静脉血中二氧化碳则向肺泡扩散，最后接近与肺泡气体的氧分压和二氧化碳分压，最后肺动脉内的静脉血转变为含氧高的动脉血。但有趣的是，空气中的一些气体，比如含量最高的氮气，一点也进入不了体内。人工分离空气中的氮氧仅有两百多年的历史，但肺脏的这个功能已经用了数百万年。肺的功能主要包括通气功能和弥散功能，通气功能是指肺通过胸廓的伸缩进而扩张和萎陷来把空气吸入和废气排出的功能；弥散功能则是指吸入肺泡中的空气内氧气进入身体血液内同时将血液中的二氧化碳排出到肺泡中的能力。两者缺一不可，任何一项损害都会引起缺氧。在上述过程中，肺泡与血液进行气体交换需通过呼吸膜进行。呼吸膜平均厚度不到 1 μm，具有很大的通透性。任何能使呼吸膜增厚的疾病，如肺纤维化、肺水肿，都会降低气体交换速率。特别在运动时，由于血流加快，气体在肺部交换时间缩短，此时呼吸膜的厚度改变对肺换气的影响格外突出。病理切片发现，肺高血压患者的根本改变为肺小血管（特别是肺动脉）的重塑增厚，这就相当于增加了呼吸膜的厚度，这也解释了部分肺高血压患者在进行一般体力劳动后常有呼吸急促的表现。

〔何玉虎〕

5 肺动脉结构和特点是什么？

肺动脉是连接右心室与肺毛细血管网间的动脉，它自右心室起始，分为左、右肺动脉。左肺动脉较短，分两支进入左肺的上、下叶；右肺动脉较长，分 3 支进入右肺上、中、下叶。左、右肺动脉的各分支又进一步分支，与支气管的分支伴行，最后达肺泡壁，形成稠密的毛细血管网。在肺动脉干分叉处稍左侧与主动脉弓下缘之间有一结缔组织索，称动脉韧带，这是胚胎时期动脉导管闭锁后的遗迹。动脉导管在生后不久即闭锁，如长期保留而不闭锁，则称动脉导管未闭（PDA），属先天性心脏病。

较大肺动脉管壁有 3 层结构：①最内侧由内皮细胞覆盖，称内皮层，正常的内皮细胞可释放多种活性物质，调节血管平滑肌细胞的收缩和舒张，防止血栓形成等；②中层由平滑肌细胞和弹力纤维组织组成，称中膜层，中膜层平滑肌在血管舒张和收缩因子的作用下调节血管的收缩和舒张；③最外层由纤维结缔组织组成，称外膜层。肺毛细血管管径一般为 6~8 μm，管壁主要由一层内皮细胞和基膜组成。细的毛细血管横切面由一个内皮细胞围成，较粗的毛细血管由 2~3 个内皮细胞围成，内皮细胞基膜外有少许结缔组织。值得提下的是，血管壁增厚、管腔变小或堵塞都可以导致肺动脉的压力增高，最终导致右心衰竭。

〔李　江〕

6　肺循环的功能和特点是什么？

肺循环主要有三大功能。①换气功能：静脉血含二氧化碳高但含氧低，通过体循环进入右心，右心将这些血液泵入肺动脉，肺动脉逐渐变细到小肺动脉、肺毛细血管，肺毛细血管围绕在肺泡囊周围，肺毛细血管比头发丝还细小，以至于每次仅 1~2 个红细胞通过，当红细胞到达肺泡囊周围的毛细血管时，它们吸入氧气，排出机体产生的废气—二氧化碳，此后含氧丰富的血液，再汇集于肺静脉，回流入左心房，左心室，然后被泵入身体的其他部位，继而红细胞释放氧气为机体提供能量。②内分泌功能：肺动脉的内层是内皮细胞，它能分泌和合成多种物质，如分泌前列腺素，内皮细胞衍生舒张因子/一氧化氮、内皮素等来调节肺动脉的收缩舒张，从而改变肺动脉的阻力和压力，同时还能分泌肝素等物质，防止血栓的形成；③代谢功能：与内分泌功能密不可分，内皮细胞能转化和灭活许多生理活性物质。

肺循环的特点是压力低、阻力低、血流量高。肺动脉的阻力很低，因此肺动脉的压力也很低，常不到主动脉的 1/6，其平均压仅为（14±3）mmHg（肱动脉动脉平均压在 80 mmHg 左右），在没有体循环向肺循环分流（简称体肺分流）的情况下，体循环血量等于肺循环血量，所以正常情况下，右心室只要消耗很小的能量（也就是右心做功很小），通常不到左室的 1/6 就可以完成泵血到肺动脉。正常的肺血管阻力很小，毛细血管网十分通畅，血液很容易就能流过并进行气体交换，但如果肺动脉收缩、狭窄或阻塞，肺动脉压力就会增高，如同花园里浇水时用手捏住橡胶水管开口使水压升高喷水更远一样。肺动脉压力升高后直接受累的是右心室，它只能增加做功才能泵血入肺动脉，久而久之可引起右心衰。

〔李　江〕

7

什么是血氧饱和度？发绀的原因是什么？

血红蛋白是红细胞内运输氧气的一种蛋白质，其由珠蛋白和血红素组成。血红蛋白通过与氧气结合形成氧合血红蛋白从而将氧气运输到我们全身各个组织、器官供细胞利用。血氧饱和度就是指血液中被氧气结合的血红蛋白（即氧合血红蛋白）的容量占全部可结合的血红蛋白容量的百分比。正常情况下，大部分血红蛋白都能跟氧气结合形成氧合血红蛋白，因此我们不难理解正常的动脉血氧饱和度为 $95\%\sim98\%$，但是当动脉血经过组织器官后，一部分氧气被细胞利用了，所以静脉血氧饱和度减少了，变为 $70\%\sim75\%$。通常氧合血红蛋白呈鲜红色，非氧合血红蛋白呈紫蓝色，所以我们会发现一些人红光满面，即是呈现出氧合血红蛋白鲜红色的颜色，但是在病理状态下，当未被氧合的血红蛋白含量超过 $50\ g/L$ 时（正常情况下总的血红蛋白浓度为 $150\ g/L$），皮肤和黏膜即呈青紫色改变，即我们所说的发绀，其中以口唇、指（趾）、甲床比较明显（图 7-1）。因此，通常情况下发绀即提示有缺氧，病情有加重趋势，应及时就医。但是需要注意的是某些特殊情况下发绀并不一定都代表缺氧，缺氧并不一定都会出现发绀，所以有时不能太大意，仅凭这一个指标来评估病情的严重性。

〔唐　毅〕

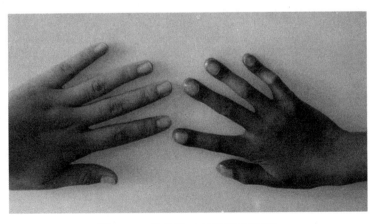

图 7-1　杵状指（双手严重发绀）

8 什么是心排血量，与肺动脉平均压、肺血管阻力的关系是什么？

要了解三者的关系，我们首先看一下心排血量，肺动脉平均压，肺血管阻力是什么。如果把人比喻成一部小汽车的话，心脏就好比汽车的发动机，不断地产生能量，保证汽车能够正常行驶。心脏不断的跳动，通过主动脉将血液送往全身各个器官，通过肺动脉将血液送往肺部进行气体交换，而评价心脏这个"发动机"功能的指标就是心排血量，即每分钟左心室或右心室射入主动脉或肺动脉的血量，正常情况下，左、右心室的心排血量基本相等。心室每次搏动输出的血量称每搏排血量，人体静息时约为 70 mL（60～80 mL），如果心率每分钟平均为 75 次，则每分钟排出的血量约为 5000 mL（4500～6000 mL），即每分心排血量。通常所称心排血量，一般都是指每分心排血量。心排血量是评价循环系统效率高低的重要指标，在很大程度上是和全身组织细胞的新陈代谢率相适应。

肺动脉是右心室发出之后的一根血管，它就像是汽车发动机后的传送装置一样，将能量传送给汽车各个部件进行能量供应。同样，从心脏右心室泵出的血液通过肺动脉不断的送往肺部进行气体交换，肺动脉会产生一个压力保证血液能够顺利到达肺部，这就是肺动脉压力，正常的肺动脉平均压为12～16 mmHg（压力单位）。与此同时，由于在运输过程中受到了各种原因影响，比如管道太长，或者管道壁不光滑，在血液运输过程中会产生阻力，这个就是肺血管阻力。正常情况下，这个阻力比较小，小于 3 Wood（阻力单位），不会对肺动脉血液运输有什么影响。类似于欧姆定律，电压＝电流×电阻，因此对于心脏肺动脉，肺动脉压力＝肺血管阻力×右心室心排血量，如果肺动脉阻力是 4 Wood，右心室心排血量为 12 mL，那么肺动脉压力就是 48 mmHg。了解了肺动脉压力，肺血管阻力，以及心排血量之间的关系后，对我们了解肺高血压是很有帮助的。

〔罗　俊〕

9 什么是右心衰？右心衰常见的疾病有哪些？

当心脏正常工作时，左心将富含氧气的血液泵入到身体各个组织器官，而右心室承担着将"用过"的血液从心脏运送至肺部的重任。右心衰是指当任何原因引起右心功能受损时，心脏泵出的血流便无法满足机体日常所需，从而出现一系列的症状，包括呼吸困难、消化道症状（如腹胀、食欲下降、恶心、呕吐或便秘等）、心悸（通常感到胸闷心慌）。右心衰是一种复杂的综合征，许多疾病可以影响右心功能，导致右心衰，主要包括以下几个方面的原因。①右心室压力负荷（右心室开始射血时所受到的阻力）过大，包括肺高血压、肺动脉狭窄、右心室流出道梗阻等。②右心室容量负荷（即右心室壁舒张末期的张力）过大，如三尖瓣关闭不全等右心瓣膜病、房间隔缺损等先天性心脏病及其他了少见的原因（比如类癌晚期）。另外，像法洛四联症、大动脉转位等复杂先天性心脏病同时存在右心室容量和压力超负荷。③右心室心肌自身病变，如右心室心肌梗死、右心室心肌病、心肌炎及严重感染。这些原发疾病均不同程度地导致心血管结构和/或功能异常，损害右心室射血功能和/或充盈能力。

〔李源昌〕

10 肺动脉收缩压和平均肺动脉压有何不同？

肺动脉收缩压是指当右心室收缩时，从心脏射入肺动脉的血液对血管壁产生的侧压力。肺动脉收缩压是对内壁最高的侧压力，也称高压。肺动脉舒张压就是当右心室舒张时，肺动脉弹性回缩产生的压力，又称低压。而肺动脉平均压是一个心动周期（心脏收缩舒张一次）中肺动脉内血压的平均值，是根据肺动脉的收缩压和舒张压可以计算出来，具体公式如下：平均动脉压＝（收缩压＋2×舒张压）/3。也可以表示为：平均肺动脉压＝舒张压＋1/3脉压差（脉压差＝收缩压－舒张压）。由此可见肺动脉收缩压是肺血管内血压对血管壁产生的瞬时最高压，而平滑肺动脉压是根据收缩压和舒张压计算所得压力，通常较收缩压低很多；值得提醒的是，不要混淆平均肺动脉压与肺动脉收缩压，心脏B超多普勒通过检测三尖瓣反流速度估测的压力通常为肺动脉收缩压。另外，我们通过平均肺动脉压的值来定义肺动脉高压，而在心脏超声评估肺动脉高压，常常通过肺动脉收缩压来对肺动脉高压进行分级。

〔何玉虎〕

11 什么是肺高血压？和我们平常谈的"高血压"一样吗？

肺高血压是一个医学术语，是指各种原因所致的肺动脉压力增高的一大类疾病。它既可能是由肺循环本身血管病变，也可能是由其他系统疾病引起。该病往往是由于扩张血管的物质缺乏而收缩血管的物质增加，使肺血管处于收缩状态，或者由于肺血管结构改变，以及肺血管内有血凝块阻塞（称"血栓"）形成等多种原因造成，从而使肺血管内压力增加，使右心泵血到肺脏的阻力增加、最后发生右心衰竭。

肺高血压与我们常说的"高血压"是两种截然不同的疾病。我们常说的"高血压"是指体循环动脉的血压增高，可以通过袖带测量上肢得出，通常指袖带压大于或等于 140/90 mmHg 即可诊断为高血压。而肺高血压是指肺动脉的血压增高，由于肺动脉处在肺叶中间，难以用类似袖带血压计的无创方法测定，因此其诊断比较困难（通常要超声估测或插管至肺动脉直接测定）。很多肺高血压患者后期，由于肺血管的狭窄、闭塞等导致右心衰，从肺循环流到心脏的血液减少，体循环血压也会降低，变成"低血压"。

目前肺高血压的诊断标准是：在海平面状态下、静息时，右心导管检查肺动脉平均压≥25 mmHg。此外，根据肺高血压的不同分类，尚需测定肺小动脉楔压（如≤15 mmHg，通常排除肺静脉压力增高引起的）和计算肺血管阻力。例如，第一类的诊断标准是：肺动脉平均压≥25 mmHg，肺小动脉楔压<15 mmHg，阻力大于 3 Woods。我们常规筛查的彩色超声多普勒估测的数据通常用于临床初筛，右心导管检查才是诊断肺高血压的金标准。

〔李 江〕

12 肺高血压如何分类？

2018年第6届世界肺动脉高压大会将肺高血压分为五大类。

第一类主要指肺动脉高压（PAH），它又可以分为以下几个亚类：

（1）特发性肺动脉高压：这是一类具体病因尚不明确的肺动脉高压。

（2）急性肺血管扩张试验阳性肺动脉高压：指少数由肺动脉痉挛引起的肺动脉高压，单独应用钙通道阻滞药可显著改善患者的临床症状、血流动力学和长期预后。

（3）遗传性肺动脉高压：基因突变是这类患者肺动脉高压的最根本病因。目前已知9个致病基因与这种类型的肺动脉高压有关：BMPR2（成骨蛋白Ⅱ型受体基因）、BMP9（骨形成蛋白9基因）、ACVRL1（激活素受体样激酶1）、ENG（内皮素基因）、SMAD9（SMAD家族蛋白9）、BMPR1B（骨成型蛋白受体1B）、TBX4（T-框蛋白4）、CAV1（小窝蛋白-1基因）和KCNK3（酸敏感钾离子通道蛋白3抗体）等相关基因突变所致。

（4）药物和毒物相关肺动脉高压：如某些减肥药、毒茶籽油等引起的肺动脉高压即属于此类。

（5）相关因素所致肺动脉高压：这些因素包括以下几种情况。①结缔组织疾病，如系统性硬化病、干燥综合征等；②艾滋病；③门静脉高压；④先天性心脏病；⑤血吸虫病；⑥慢性失血性贫血。

（6）肺静脉闭塞病（PVOD）/肺毛细血管瘤（PCH）。

（7）新生儿持续性肺高血压（PPHN）。

第二类主要指与左心疾病相关的肺高血压。包括射血分数保留的心力衰竭（HFpEF）、射血分数降低的心力衰竭（HFrEF）、心脏瓣膜病、先天性毛细血管后阻塞性病变以及先天性心肌病所致的肺高血压。

第三类主要指呼吸系统疾病和/或缺氧所致肺动脉高血压。主要包括阻塞性肺疾病、限制性肺疾病、其他混合性限制/阻塞性肺疾病、非肺部疾病所致低氧、肺发育异常性疾病。

第四类主要指肺动脉阻塞性疾病所致肺高血压。主要包括慢性血栓栓塞性肺高血压、其他肺动脉阻塞性病变所致肺高血压、肺动脉肉瘤或血管肉瘤、其他恶性肿瘤、非恶性肿瘤、非血管炎、先天性肺动脉狭窄、寄生虫阻塞。

第五类是指未知因素所致肺高血压。主要包括血液系统疾病、系统性疾病、其他如慢性肾衰竭、纤维纵隔炎、节段性肺高血压、复杂先天性心脏病。

〔何玉虎〕

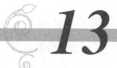

13 世界肺动脉高压日是哪一天？如何由来？

"世界肺动脉高压日"是每年的 5 月 5 日。它的由来是：1981 年，西班牙发生了一起由毒菜籽油诱发肺动脉高压的事件，其中有近 2 万名受害者，当年 5 月，一名 8 岁男孩成为此次事件的第一个死亡者。2012 年 5 月，在西班牙马德里召开了关于肺动脉高压的科学研讨会，经过 22 个患者组织、10 个罕见病及其下属机构以及 8 家科研机构的共同商讨，为了纪念 31 年前这位因食用有毒菜籽油而导致肺动脉高压致死的西班牙儿童患者。提议每年的 5 月 5 日为世界肺动脉高压日。2012 年 6 月，爱稀客文化中心代表中国赴美国参加"第十届世界肺动脉高压科学大会暨第二届国际肺动脉高压组织领导人峰会"，与 20 多个国家的患者组织共同商讨，最终将 5 月 5 日确立为世界肺动脉高压日，标志着世界范围内对这一疾病认知的提升。世界肺动脉高压日的设立旨在传播有关肺动脉高压知识，增强人们对疾病的认识，帮助患者获得早期诊断，早期诊断可以有效地降低患者死亡率；推广相关的治疗方法和药物；提高全球 2500 万肺动脉高压患者的生活质量，延长生存寿命；推广全套治疗方案的理念，即从生理、心理以及社会学角度对患者提供全方位的支持；建立统一的国际认可的专业肺动脉高压诊疗中心标准；积极参与科学研究，寻找治愈肺动脉高压的途径。

〔何玉虎〕

让肺高血压低头

14

肺动脉高压、肺高血压、肺高压、动脉性肺动脉高压是一回事吗？有什么区别？

我们经常听见医生说"肺动脉高压"、"肺高血压"、"肺高压"、"动脉性肺动脉高压""肺循环高压"等，这是一回事吗？有什么区别？这些年来，很多患者甚至不少医生都没弄明白这些医学术语的区别。事实上，英文就是两个词"pulmonary hypertension（简称 PH）"与"pulmonary arterial hypertension"（简称 PAH）。两个英文术语有明显的区别，前者是总称，后者是前者其中的一大类。遗憾的是，多年来我国医学人员对这两个专业术语的翻译比较混乱，至今未完全统一，如"pulmonary hypertension"被称为"肺高血压""肺高压""肺动脉高压""肺循环高压"等，"pulmonary arterial hypertension"译为"肺动脉高压""动脉性肺动脉高压"等，十分容易混淆。比如说谈到"肺动脉高压"到底是"pulmonary hypertension"还是"pulmonary arterial hypertension"呢？大家很容易迷糊。根据 2018 年 12 月颁布的《中国肺高血压诊断和治疗指南》，认为将"pulmonary hypertension"译为肺高血压，"pulmonary arterial hypertension"译为肺动脉高压更为合适，因此本书采用此指南的英文术语译名。

肺高血压（PH）是一大类常见肺血管疾病，指各种原因导致的肺动脉压力升高，包括毛细血管前性肺高血压、毛细血管后性肺高血压和混合性肺高血压（肺动脉和肺静脉压力均升高）。它的诊断标准是：在海平面状态下、静息时，只要右心导管测量肺动脉平均压（mPAP）≥25 mmHg 都称肺高血压（PH）。正常人 mPAP 为（14±3）mmHg，上限为 20 mmHg。肺动脉高压（PAH）指的是不仅肺动脉压力升高，还要求左心房与肺静脉压力正常，提示肺动脉的压力升高主要由肺小动脉本身病变导致肺血管阻力增加，也就是说诊断 PAH 不仅要求右心导管测量 mPAP≥25 mmHg，同时还要求肺动脉楔压（PAWP）≤15 mmHg 以及肺血管阻力＞3 Wood，并且排除慢性呼吸系统疾病、慢性血栓栓塞性疾病及其他未知因素等导致的肺高血压。肺动脉高压（PAH）是肺高血压（PH）五大类中的第一大类，另外，特发性肺动脉高压（idiopathic pulmonary arterial hypertension，IPAH）是一类无明确原因、以肺血管阻力进行性升高为主要特征的恶性肺血管疾病，它是第一大类 PAH 中的一小类（详见肺高血压的分类），从这 3 个术语的包含大小范围来说，肺高血压（PH）＞肺动脉高压（PAH）＞特发性肺动脉高压（IPAH）。

〔李　江〕

15 肺高血压是如何形成的？肺血管的本质改变是什么？

肺高血压的发生发展过程与肺血管结构和/或功能异常（即肺血管重构）密切相关。肺血管床内膜损伤、中层肺动脉平滑肌细胞肥大和增殖、外膜增殖/纤维化导致肺动脉管腔进行性狭窄、闭塞，肺血管阻力不断升高，进而导致右心功能衰竭甚至死亡。但肺高血压的发病机制尚未完全阐明。现认为肺高血压的发生机制主要有 3 种情况：

（1）肺血管内皮功能异常：肺动脉的内层由内皮细胞组成，其不仅仅作为一层薄薄的屏障，更重要的是其具有内分泌功能，其可分泌很多化学物质来调节肺血管的舒缩，如内皮素、血管紧张素Ⅱ、前列环素、一氧化氮（nitric oxide，NO）等，当机体受到各种应激（如低氧、氧化应激、机械剪切力、炎症、药物或毒物等）时，肺血管内皮细胞受损并释放大量缩血管物质，如内皮素、血管紧张素等，导致舒、缩血管物质失衡，导致肺动脉异常收缩，从而使肺血管阻力增加，肺动脉压力升高。

（2）肺血管平滑肌细胞肥大和增殖：肺动脉平滑肌细胞过度肥大、迁移和增殖是肺血管重构的根本因素。多种血管活性因子及炎症因子可促进平滑肌细胞的肥大、迁移和增殖，其中基因突变、表观遗传因素（DNA 甲基化、组蛋白乙酰化、微小 RNA 等）、多种血管活性分子〔内皮素、血管紧张素Ⅱ、前列环素、一氧化氮（NO）、一氧化碳、硫化氢及二氧化硫、雌激素等〕、多种离子通道（钾离子通道、钙离子通道）、多条信号通路〔MAPK 通路、Rho/ROCK 通路、PI3K/AKT 通路、骨形态发生蛋白（BMP）/转化生长因子 β（TGF-β）通路、核因子 κB（NF-κB）通路和 Notch 通路〕在肺动脉平滑肌细胞介导的肺血管重构中发挥重要调节作用。

（3）血细胞：如血小板和红细胞，连同过多的纤维样物质，在血管内相互黏结，形成大的、被称为"血栓"的血凝块阻塞肺动脉，导致肺动脉压力持续升高。

〔何玉虎〕

16 为什么肺高血压是孤儿病？流行病学有什么特点？

孤儿病是指发病率小于 1000/100 万的罕见病。由于市场太小，很难收回研发与市场开发的投资，所以医药公司没有兴趣研制治疗这类病的药物。这些病就像"孤儿"一样没人关心，所以称"孤儿病"。肺高血压就是一种孤儿病，特别是特发性和家族性肺动脉高压。在西方国家肺动脉高压发病率和患病率分别为 (5～10)/(100 万·年) 和 (15～60)/(100 万·年)，其中约半数为特发性肺动脉高压、遗传性肺动脉高压或药物相关肺动脉高压，相关因素肺动脉高压则以结缔组织病最为常见，其中系统性硬化病约占结缔组织病相关肺动脉高压的 2/3；20 世纪 80 年代美国国立卫生研究院（NIH）注册研究显示，特发性肺动脉高压患者平均年龄 36 岁，其中女性患者占 63%。近年来美国和欧洲（包括法国、西班牙和英国）陆续公布多项更大规模注册登记研究结果，进一步证实特发性肺动脉高压女性多发，比例高达 60%～80%，但平均年龄较 NIH 注册研究增加 10～20 岁。一项来自欧洲多中心的大规模队列研究表明特发性肺动脉高压发病年龄显著增大，提示其流行病学特点发生了改变。尽管在西方特发性肺动脉高压发病年龄有逐渐增大的趋势，但中国的研究显示我国特发性肺动脉高压以中青年女性（平均发病年龄为 30～39 岁）为主，老年患者相对少见。因此特发性肺动脉高压的流行病学存在地区和民族差异。

〔何玉虎〕

17 肺高血压是如何引发右心衰的？

　　我们的心脏由心房和心室构成；心室又包括左心室和右心室，两者各司其职，一个将富有氧气的动脉血泵入主动脉随全身循环为我们的组织器官提供氧气和营养，一个则将我们回流至右心房的血液泵入肺血管到达肺脏进行氧合。由于肺的体积和血管数量明显小于全身，且肺循环的路程显著短于体循环，所以右心给肺提供血液的时候，所需的压力也比较低，并且我们的机体已经适应了这种较低的压力，我们的右心房和心室的壁也比左心要薄，但是一旦因为某些原因〔特发性肺动脉高压、结缔组织病相关肺动脉高压、先天性左向右分流、门静脉高压和人类免疫缺陷病毒（HIV）感染等〕使肺动脉发生重塑，导致肺动脉压力持续升高，就形成了肺高血压。

　　正常情况下，肺动脉压力在安静时为 $18\sim30/6\sim12$ mmHg，平均压力为 $13\sim17$ mmHg。当肺动脉收缩压超过 30 mmHg，舒张压超过 15 mmHg，或平均压高于 25 mmHg 时称肺高血压。肺动脉压在 50/25 mmHg 以下时，多无明显症状。当肺动脉压力显著升高时，其收缩压可超过体循环血压，但很少超过 150 mmHg。因此，右心为了适应长期的肺动脉压力升高，就会动用原来的储备，当仍不能满足机体需要时，就会通过右心室心肌的肥厚进一步代偿，长期下去就会导致右心扩大、右心衰。肺高血压患者往往死于右心衰。所以控制肺动脉压力对预防右心衰非常重要。

〔何玉虎〕

18 肺高血压对左心有影响吗？

　　右心对后负荷（压力负荷）的改变非常敏感，肺动脉压力的增加会限制心脏至肺部的血流，为了抵抗这种增加的压力，心脏会加大泵血力度，以便继续向肺部及随后向身体其余部分提供血流，它通过增大每一个肌肉细胞的体积来适应这种改变，导致右心心肌肥厚、心腔扩大，最终导致右心衰。扩大的右心向左偏移使左心受压，随着时间的推移，左心的"压迫"越来越重。左心的舒张充盈受限，舒张末期的容积减少从而导致射血量减少，导致血压下降。另外右心扩大肥厚会使冠状动脉相对缺血更明显，可以导致心肌缺血，从而影响心肌运动，对左心功能产生影响。

〔盛　斌〕

19 为什么肺高血压压力很高，有些患者却无症状？

肺高血压是一种肺血管重塑为特征的难治性、致死性疾病；其主要病理生理学特征是静息状态下肺动脉压力升高，同时合并不同程度的右心衰。肺高血压的血流动力学诊断标准为：海平面状态下、静息时、右心导管测量肺动脉平均压≥25 mmHg。其中，正常人的平均肺动脉压力为（14±3）mmHg，不超过20 mmHg。肺高血压主要的症状包括：①劳力性呼吸困难。由于肺血管重塑导致顺应性下降，呼吸膜增厚，心排血量不能随运动而增加，体力活动后气促常常是肺高血压的最早期、最常见的症状症状。②乏力。因心排血量下降，组织缺氧的结果。③晕厥。常见于剧烈运动或者突然起身时，心排血量突然下降，脑组织供血突然减少所致，由大面积肺栓塞或者缺氧使肺小动脉突然痉挛或心律失常引起。④心绞痛或胸痛。因右心室肥厚，心肌相对供血不足。也可能因肺动脉长期压力升高致肺动脉主干或主分支血管瘤样扩张压迫冠状动脉所致。⑤干咳或声音嘶哑。部分患者因肺动脉扩张引起机械性压迫症状，压迫气道引起干咳，压迫喉返神经引起声音嘶哑。⑥咯血。肺动脉压力升高可引起肺动静脉畸形破裂，或者代偿扩张的支气管动脉破裂引起咯血。合并严重的右心功能不全可出现下肢水肿、腹胀、胃纳差、腹泻和肝区疼痛等。但部分患者虽然肺动脉压力很高，但无明显症状，导致肺高血压的误诊和漏诊。究其原因，肺高血压的发展是一个长期、慢性的过程，并且机体肺脏及右心有充足的储备和代偿功能，当患者肺动脉压力上升缓慢，机体的肺脏和右心便发生相应的改变，如通过充分增加有效通气、弥散肺泡数量，增加右心室心肌细胞肥大来增强做功，进而代偿肺动脉压力升高所带来的影响；患者常常在日常生活情况下，没有相应症状；加之肺高血压早期症状常常不典型，往往不能引起患者的重视，导致肺高血压患者常常误诊或者漏诊。这些患者无症状并不代表疾病不严重，当突然起身或者剧烈运动均可引起晕厥甚至猝死等严重风险。

〔何玉虎〕

20 为什么很多科室的疾病都能引起肺高血压？

有些人认为肺高血压就是心血管系统的疾病，只存在于心血管内科，其实不然。之前我们提到，肺高血压分为五大类（本章第 12 节），这五大类的肺高血压涉及到呼吸、免疫、遗传、心血管、血液、内分泌等多个系统，与性别、遗传、家族、妊娠、药物毒物、肝病、血吸虫病、先天性心脏病、左心系统疾病、肺动静脉疾病、呼吸系统疾病、血栓相关疾病、免疫系统疾病、代谢性疾病、血液病、慢性肾脏病、肿瘤等多种疾病有关，涉及心脏内外科、呼吸科、风湿免疫科、妇产科、新生儿科、血液科、老年科、肿瘤科等多个学科。事实上，肺高血压也正是这样一种由多种致病因素重叠、混合作用，最终导致肺动脉压力进行性增高，引起右心功能衰竭甚至死亡的恶性肺血管症候群。

正是因为肺高血压病因涉及多个学科，所以要求临床医生具备多学科的知识与灵活的鉴别诊断思维。对这一疾病的管理需要不同医学团体、医疗组织及社会机构、患者及家属的通力合作，这一特点反映了肺高血压的多学科本质。

〔熊贤良〕

21 什么是特发性肺动脉高压（IPAH)？

特发性肺动脉高压（IPAH）是指原因不明的肺血管阻力增加，引起持续性肺动脉压力升高，导致肺动脉压力在静息状态下≥25 mmHg，排除所有引起肺动脉高压的继发性因素。特发性肺动脉高压发病率低，属于罕见病的范畴，但诊断、治疗难度大，多学科合作尤其重要。近年来特发性肺动脉高压平均诊断年龄为 50～65 岁，较 20 世纪 80 年代的 36 岁显著升高，原因尚不明确。特发性肺动脉高压主要影响远端肺动脉（$<500\ \mu m$），表现为中膜增厚，内膜增生和纤维化改变，外膜增厚合并轻、中度炎症细胞浸润和淋巴细胞增生，复合病变（丛状、扩张病变），血栓形成。我国学者研究表明，仅接受传统药物治疗，特发性肺动脉高压与家族性肺动脉高压患者 1 年、3 年、5 年的生存率分别为 68%、38.9%、20.8%，接受肺动脉高压靶向药物，患者 1 年、3 年、5 年的生存率分别为 84.1%、73.7%、70.6%。特发性肺动脉高压患者临床症状无特异性，可有乏力、呼吸困难、干咳和晕厥，通常劳累后加重，重症患者静息状态亦可出现症状。临床上由于部分医生的认识水平有限或医院检查设备不完善，常常将相关疾病所致的肺高血压（如先天性心脏病、免疫结缔组织疾病等）以及慢性血栓栓塞性肺高血压误诊为特发性肺动脉高压，因而耽误患者的治疗和病情。因此对于特发性肺动脉高压一定要到有经验的肺动脉高压治疗中心进行正规的检查。特发性肺动脉高压的诊断需要综合多种辅助检查，其中超声心动图、右心导管检查尤为重要。其治疗包括：①初始治疗及支持治疗。②急性血管反应试验阳性患者给予高剂量钙通道阻滞药治疗，急性血管反应试验阴性患者给予靶向药物治疗。③对于治疗反应不佳的患者，联合药物治疗及肺移植。需要强调的是，特发性肺动脉高压的治疗一定是在吸氧、利尿、纠治贫血等基础之上的全面治疗。

〔何玉虎〕

22 肺动脉高压可遗传吗?

遗传因素是肺动脉高压发病的重要组成部分，人体某些遗传物质（医学上称基因）的错误表达（医学上称"突变或变异"）可导致肺动脉高压的发生。基因突变是部分肺动脉高血压患者的根本病因，有两种情况被诊断为患有遗传性肺动脉高压：①在你的家族中至少有 2 名成员患肺动脉高压；②某个患者在基因筛查中发现明确的肺动脉高压致病基因突变。迄今包括 BMPR2 等 9 种基因被认为是肺动脉高压的致病基因，这些基因被认为是遗传性的，即可在家族成员中代代相传。但是，有家族遗传性肺动脉高压并不意味着你的孩子一定会发病，如果父母一方带有致病的基因突变，孩子有50％的机会遗传此突变。然而实际上即使携带这种突变，他们发生肺动脉高压的可能性仅为20％左右，且受性别影响，男性携带者中约14％患病，女性携带者患病率则约为42％，因此导致肺动脉高压的发病还有其他多种复杂因素共同参与调控。此外，基因突变与患病的严重程度相关，携带基因突变的患者发病年龄更早，病情恶化更快。因为这种遗传性的因素存在，需要关注家庭成员是否有相关的不适，必要时做临床检查和基因筛查，以便早期诊断和治疗。

〔宋　洁〕

23 引起肺动脉高压的药物和毒物有哪些？

到目前为止，研究发现引起肺动脉高压的药物和毒物有很多，根据与肺动脉高压发生的相关程度和致病性，将危险因素分为确定致病及可能致病两大类：第一类是确定与肺动脉高压直接相关的，第二类是目前证据显示与肺动脉高压是可能相关的，但未100％肯定。第一类，十分明确可引起肺动脉高压的药物有：某些减肥药中含有的食欲抑制药如阿米雷司、芬氟拉明、右芬氟拉明、苯氟雷司、甲基苯丙胺、达沙替尼以及毒菜籽油等；第二类，有可能的致病药物：可卡因、苯丙胺、苯丙胺醇、L-色氨酸（食品添加剂）、圣约翰草、干扰素α、干扰素β和博舒替尼，直接抗丙肝病毒药物，来氟米特，中药青黛，烷基化药物如丝裂霉素C、环磷酰胺。

大规模的流行病学资料显示以上药物或毒素与肺动脉高压的发病存在一定关系。而在现实生活中，我们可能对大部分上述药物或者毒物了解不多，但是如果你是一名肺动脉高压患者，你就应该避免使用减肥药、吸毒（含可卡因）、食用毒菜籽油，在服用相关药物时向医生咨询或自己查看说明书以避免加重病情，同时生活中我们也建议戒烟限酒，因为不管你有没有肺动脉高压，吸烟、被动吸烟或者过度饮酒都是有害的。而对于避孕药，虽然指南指出并未发现其与肺动脉高压发病有关系，但是由于避孕药有增加血栓形成的风险，而患者血管中常常又伴有血栓，因此我们同样建议避免使用避孕药，而采用其他方式避孕。

〔李　江〕

24 为什么减肥药会引起肺动脉高压？

目前市面上的减肥药大部分是食欲抑制药，这类药物和肺动脉高压的关系由来已久，早在 20 世纪 60 年代末至 70 年代初，在瑞士、奥地利和德国出现肺动脉高压的广泛流行，进一步流行病学调查发现其与使用一种称阿米雷司（氨苯噁唑啉）的食欲抑制药有关，服用患者中有 0.1%～0.2% 出现肺动脉高压，此比率是正常人群肺动脉高压发病率的 20 倍，在政府禁止其使用的 2 年后，肺动脉高压的流行消失。这是人类第一次认识到减肥药也是引起肺动脉高压的危险因素。此后研究发现，芬氟拉明及其衍生物、右芬氟拉明等治疗肥胖症的药物，以及苯氟雷司（一种高甘油三酯血症或肥胖糖尿病患者的辅助药物）均可以引起肺动脉高压，我国也有减肥药引起肺动脉高压的案例报道。随着相关证据的积累，上述药物已被第六届世界肺动脉高压大会列为和肺动脉高压绝对相关的药物。

关于减肥药致肺动脉高压的发病机制尚不明确，目前认为可能的机制有以下几方面：

（1）遗传易感性：①肺动脉血管平滑肌细胞膜上的离子通道，主要是钾离子通道和钙离子通道的遗传缺陷；②细胞色素 P450（芬氟拉明主要代谢酶）功能缺陷；③内源性血管舒缩因子表达的缺陷。

（2）5-羟色胺（5-HT）学说：肺血管床中 5-HT 水平增加是肺动脉高压发病的重要机制，而阿米雷司、芬氟拉明等药物可以增加 5-HT 的释放、抑制 5-HT 的重吸收，从而使血液中 5-HT 水平升高，进而引起肺动脉收缩、肺动脉高压形成，但缺乏进一步证据支持。

（3）通道假说：芬氟拉明、右芬氟拉明和阿米雷司等可以通过抑制电压门控钾离子通道的活性，引起肺动脉平滑肌细胞膜去极化，激活电压门控钙离子通道，使钙离子内流入细胞，肺动脉收缩和肺血管平滑肌重构，最终导致肺动脉高压。

此外，需要注意的是，减肥药引起的肺动脉高压预后差，流行病学调查发现阿米雷司导致的肺动脉高压患者中，尽管有约 30% 的患者在停药后肺动脉高压症状获得改善，但 50% 以上患者自诊断后平均生存时间仅为 3.5 年。芬氟拉明引起的肺动脉高压患者即使停药后，其总死亡率也和特发性肺动脉高压相当；而且，相比于特发性肺动脉高压，其对前列环素等肺动脉高压靶向药物的治疗反应性更差。因此减肥固然好，但一定要选择合适的减肥方式，并在医生的建议和指导下用药，并且定期监测相关并发症的可能，以期获得安全性及疗效。

〔熊贤良〕

25 肺高血压患者为什么要检查甲状腺功能？

有科学研究表明：在有甲状腺疾病的患者中肺动脉高压发病率明显增加，而在甲状腺疾病给予治疗后，患者病情改善，肺动脉压力也出现明显下降，提示肺高血压与甲状腺疾病存在密切关系。其中甲状腺疾病包括甲状腺功能亢进症、甲状腺功能减退症和甲状腺功能正常而甲状腺抗体阳性3种情况，但是甲状腺疾病导致肺高血压的具体机制目前尚不明确，自身免疫紊乱或甲状腺激素水平异常可能导致了的发生发展。考虑到早期甲状腺疾病患者常无明显与甲状腺疾病相关的症状，因此对于肺高血压患者，有必要行甲状腺功能及抗体检查，从而明确或排除诊断以及更早期针对肺高血压的病因进行治疗。

〔唐　毅〕

26 为什么风湿免疫性疾病患者常合并肺动脉高压？哪些风湿免疫性疾病患者容易合并肺动脉高压？如何筛查？

风湿免疫性疾病是一种以血管、结缔组织慢性炎症为基础的自身免疫性疾病，主要累及患者的骨骼、关节、肌肉及其他软组织（如滑囊、肌腱、筋膜、血管、神经）。此类疾病包括类风湿关节炎、干燥综合征、多发性肌炎、皮肌炎、强直性脊柱炎、系统性红斑狼疮、系统性硬化病、混合结缔组织病等多种疾病。此类疾病具有较高的致残率和致死率。肺动脉高压的发病与多种因素有关，其共有机制是肺小动脉痉挛、肺小动脉重塑、肺血管炎、致丛性肺动脉病等。目前，风湿免疫性疾病引起肺动脉高压的具体机制仍不是非常清楚，但其导致肺动脉高压常与以下因素有关：①直接对肺血管侵犯。风湿性疾病可引起肺血管致丛性肺动脉病变，如肺肌型动脉内膜纤维性增生、肺肌型动脉内膜细胞性增生、肺动脉壁中层肥厚等。最终引起肺血管胶原纤维沉积，引起肺动脉管腔狭窄，肺血管阻力增加，进而导致肺动脉压力升高，发生肺动脉高压。另外，风湿性疾病还易引发间质性肺疾病，间质性肺疾病可引起肺血管床减少、低氧血症，均可促进肺小血管收缩，增加肺血管阻力，引起肺动脉高压。②自身免疫炎症反应诱发肺动脉高压。免疫炎症反应在肺动脉血管重塑及肺动脉高压的发生过程中非常重要，大量研究表明，肺动脉高压肺血管周围有多种炎症细胞浸润。风湿免疫性疾病患者往往免疫功能亢进，体内可出现多种自身抗体和免疫复合物，上述物质作用或者沉积于肺血管，激活局部免疫反应，导致相关炎症因子及缩血管物质增加，导致肺动脉发生重塑及收缩增强，进而增加肺血管阻力，形成肺动脉高压。③肺血管内皮细胞受损。内皮细胞在维护血管功能稳定性非常重要。风湿免疫性疾病患者普遍存在肺动脉内皮细胞受损的情况，导致其分泌大量缩血管物质（内皮素、血管紧张素Ⅱ）促进肺动脉收缩，导致血管腔狭窄，进而引发肺动脉高压。由此可见，风湿免疫性疾病可从多个方面影响肺动脉高压发生发展。因此，需要及时地对风湿免疫性疾病患者肺动脉高压进行筛查，以免误诊或漏诊。主要的筛查由超声心动图完成，当心脏超声发现肺动脉压力升高、右心室肥大、肺动脉增宽时，可考虑合并肺动脉高压，根据患者的临床症状和压力值进一步决定是否需行右心导管检查和靶向药物治疗。

〔何玉虎〕

27 常见合并肺动脉高压的风湿免疫性疾病有哪些？

常见合并肺动脉高压的风湿免疫性疾病有：①系统性硬化病（SSc）。6%~60%的 SSc 患者并发肺动脉高压，由于缺乏临床表现，SSc 合并肺动脉高压容易被忽视。其中 30% SSc 患者兼有肺动脉高压和间质性肺病，2 年生存率仅40％，而无肺动脉高压者生存率为80％。②CREST综合征（包括皮下钙化、食管功能低下、雷诺病、手指硬化、毛细血管扩张）。CREST综合征是结缔组织病合并肺动脉高压发生率最高的疾病，可达60％左右。③系统性红斑狼疮。系统性红斑狼疮患者中，25％～30％伴急性狼疮性肺炎，一般由循环免疫复合物、肺出血、水肿、肺泡间隔炎性细胞浸润、毛细血管炎等引起。急性狼疮性肺炎在急性期一般可康复，但会遗留严重的肺间质改变。此外25.8％的系统性红斑狼疮患者伴慢性弥漫性间质性肺炎。其他，如系统性红斑狼疮伴发的心力衰竭、肾炎以及长期药物治疗的副作用，也可导致肺间质性病变。此外有14％系统性红斑狼疮患者直接伴发肺动脉高压，这主要是由于抗磷脂抗体综合征（antiphospholipid antibody syndrome，APS）和肺小动脉炎等引起。④类风湿关节炎。类风湿关节炎随着病程、年龄增加，其肺间质纤维化发生率增加，约有50％的患者可出现弥漫性间质肺纤维化；另外，类风湿关节炎所致循环免疫复合物沉积于肺血管，导致血管痉挛、重塑、血栓等，均可增加肺血管阻力和低氧血症。⑤原发性干燥综合征。原发性干燥综合征（primary Sjogren's syndrome，PSS）是以口干、眼干、皮肤干燥为临床表现的临床综合症，但有4％～15％患者并发弥漫性肺间质纤维化，进而最先入住呼吸科，需要我们警惕肺动脉高压发生。⑥皮肌炎、多发性肌炎。多发性肌炎及皮肌炎（DM/PM）患者中，有5％～90％发生肺间质纤维化。肺间质纤维化是皮肌炎诊断的标准之一，也是皮肌炎患者死亡的主要原因之一。⑦此外还有白塞病、大动脉炎等多种结缔组织病可合并肺动脉高压。临床研究表明，风湿免疫性疾病合并肺动脉高压患者的生存率远远低于单纯患风湿免疫性疾病的患者。可见风湿免疫性疾病需要及时、常规筛查肺动脉高压。

〔何玉虎〕

28 艾滋病患者为什么多发肺动脉高压？

艾滋病患者所出现的肺动脉高压属于肺高血压分类中的第一类，其发病率较普通人群高，一项研究对3349例艾滋病感染患者进行了5.5年的观察，发现其肺动脉高压的累积发病率高达0.57％，年发病率高达0.1％，而普通人群中特发性肺动脉高压的年发病率仅为 5.9/100 万（欧洲），因此艾滋病感染后肺动脉高压的相对危险度至少增加了 600 倍。HIV 感染所致肺动脉高压的确切机制目前还不清楚，其可能的原因包括：①艾滋病病毒的直接作用，艾滋病病毒在自己"繁衍"的时候，会产生一系列对身体有害的蛋白，如 gp120 等，这些蛋白可以损伤艾滋病患者血管，导致肺动脉高压；②慢性缺氧的长期刺激，艾滋病感染者常常伴有慢性缺氧，可刺激肺的相关受体，导致支气管痉挛，从而出现肺动脉高压；③患者本身的生物学特性，也就是我们所说的遗传因素，在艾滋病患者中，其生物学特性对形成肺动脉高压的易感性有着重要影响，我们已经知道的有 BMPR2 基因和主要组织相容性复合物人类白细胞抗体 II 类等位基因型。

〔罗　俊〕

29 为什么肝硬化会引起肺动脉高压？

肝脏在人体内就像一个污水处理厂，正常情况下，肠部及部分脏器的血液经门静脉流经肝脏，肝脏将血液解毒后再流回右心，右心再将其泵入肺。当各种原因引起肝硬化，门静脉压力便增高（如同河道下游阻塞后，上游水流越积越多，压力逐渐增高一样），部分血液绕过肝脏（通过侧支循环通路）进入肺，肝外血管扩张可导致循环高动力状态。循环高动力状态引起肺血流量增加，肺血管壁剪切力增大，肺血管收缩及肺血管内皮细胞及平滑肌细胞增生，最终致肺血管重塑，阻力增加，形成肺动脉高压。另外，门静脉压力增高导致肠壁与部分脏器血液回流受阻，内脏容量超负荷及肠壁充血，致内毒素异位、血管活性因子（5-羟色胺、血管活性肠肽等）释放入血，这些物质入肺可导致肺动脉内皮损伤和肺动脉平滑肌细胞增殖，继而引起肺动脉血压，也可进一步加重循环高动力状态。研究发现前列环素、血栓素、一氧化氮（NO）、内皮素、白介素等的失衡对肺血管收缩及重塑起着重要作用，这些活性介质的失衡可引起平滑肌细胞增生，管腔狭窄，血管阻力增加，引起肺高血压。其他如遗传因素、免疫因素、性别等可能不同程度地参与到肺动脉血压的形成中。

〔李源昌〕

30

为什么"左向右分流"先天性心脏病会引起肺动脉高压？

正常的情况下，血流通过上下腔静脉回流到右心房、右心室，再通过肺动脉、肺静脉回流到左心房、左心室，左心室将血流泵入主动脉进而供应全身组织。而先天性心脏病（简称先心病）由于心脏或血管本身存在异常通道，导致左心系统的血液通过异常通道进入右心系统，从而导致右心系统血液量增加，在一定程度肺血流量增加的情况下，肺血管通过自身主动及被动调节可以防止血流对肺血管的损伤，然而当肺血流量增加到正常 3 倍以上时，肺血管的扩张达到最大限度，因而肺动脉表现反应性的收缩防止远端肺毛细血管中的血流量进一步增加从而引起肺水肿，而长期肺动脉反应性收缩会导致肺血管多种细胞的增殖、重塑。不管是反应性或者结构性的收缩，一定容积的血流量进入收缩的血管，血流对血管壁的压力即会升高，就像一个皮球，在容纳一定体积气体的情况下，皮球越小，皮球里面的气体对球壁产生的压力就会越高。除了引起血流量的增加，有些左向右分流先心病（如室间隔缺损、动脉导管未闭）由于左心系统的血流压力明显高于右心系统，这种压力差会导致进入肺动脉的血流速度明显增加，即表现为血流对血管壁的剪切力增加，进而损伤血管内皮细胞，内皮功能失调可进一步导致调节血管收缩和舒张血管的因子异常表达以及促增生和抗增生因子的比例失调，进而引起血管增殖、重构，就像高山上的瀑布，因为流下来的水速度特别快，其对下面石头的冲击力就会很大，久而久之，石头就会打磨得很光滑。因此我们不难理解，室间隔缺损和动脉导管未闭较房间隔缺损更易出现肺动脉高压，因为其不仅可引起血流量增加而且可以引起血流剪切力的增加。同时这也可以解释为什么很多房间隔缺损患者到 40～50 岁也没有出现肺动脉高压，因为其缺损较小，进入右心系统的血流量较少，肺血管可以通过自身调节来对抗血流量增加对肺血管的影响。

〔唐 毅〕

31

心脏缺损很小，为什么也会引起肺动脉高压？

第 30 个问题中我们阐述了为什么左向右分流的先心病会出现肺动脉高压，显然，血容量的增加和/或血流剪切力的增加是一个很重要的致病因素，但是当肺血管本身细胞内出现基因改变或者药物、毒物以及其他现在尚未明确的原因等情况出现时同样可导致肺血管的增殖、重构，从而导致肺动脉高压。就像肺癌，吸烟是很重要的一个致病因素，但是很多人不吸烟同样也患有肺癌，那么环境污染、饮食、生活习惯或者遗传等都有可能是潜在致病因素。因此，先心病患者如果缺损很小（房间隔缺损＜20 mm，室间隔缺损＜10 mm），如果也合并有重度的肺动脉高压，就需要明确是不是合并有其他疾病或其他因素导致的肺动脉高压，如果上述情况均不存在，也需要考虑是否合并现在尚不能明确原因的特发性肺动脉高压。但是对于缺损很小的先心病患者合并轻、中度肺动脉高压，能行封堵术最好，如果术后仍有肺动脉高压且进行性进展，就需要考虑合并有上述原因的可能了。

〔唐　毅〕

32

先天性心脏病手术治疗后还会发生肺动脉高压吗？

我们在第 30 个问题中阐述了"左向右分流"的先心病引起肺动脉高压的机制，很多患者有这样的疑问——"先心病手术治疗后还会发生肺动脉高压吗"？2015 年 ESC 指南中将先心病相关的肺动脉高压（CHD-PAH）分为四小类，即艾森门格综合征、体肺分流相关性肺动脉高压、小缺损伴肺动脉高压、术后肺动脉高压，由此可见先心病术后仍可能发生肺动脉高压。

术后肺动脉高压指已行修补术纠正先心病畸形，肺动脉高压在术后即刻、数月甚至数年后出现，且排除了术后存在明显的血流动力学病变。先心病患者修补的标准并不统一，一般要求 Qp/Qs＞1.5、PVR＜5 Wood（阻力单位）可进行手术，但仍有部分在此标准下进行手术的患者数年（一般≥10年）后再次发生肺动脉高压，且预后极差，目前修补后肺高压的发生机制不明，考虑与患者遗传易感性及肺血管内皮功能障碍有关，当前对一些先心病手术效果的评价只局限在短期观察，而先心病修补术后肺动脉高压的发生的具体时间在数天至数十年不等，因此有必要对此类患者进行密切随访观察，发现异常情况及时处理。

〔朱腾腾〕

33 什么是艾森门格综合征？它的表现是什么？

艾森门格综合症（Eisenmenger syndrome）是一组先心病进行性发展的后果，其中先心病包括房间隔缺损、室间隔缺损、动脉导管未闭以及某些复杂先心病，这些患者在疾病早期主要表现为左向右分流，而随着肺动脉压力进行性增加，就会由左向右分流进展为双向分流甚至以右向左分流为主，而这种情况下，未经过氧合的静脉血直接进入动脉、全身组织器官，从而出现我们常见的皮肤黏膜青紫即发绀，如用血氧测定仪测定通常血氧饱和度低于95％。由于未经过氧合的静脉血直接进入动脉，全身各个组织器官得到氧气供应也相对减少，因此患者的活动耐力就会出现下降，如活动后出现呼吸困难、乏力、头晕、胸闷等症状，而随着病情的进一步进展，上述症状在静息的时候也可以出现。由于在疾病早期，人体具有一定的代偿功能，其主要表现为血红蛋白的增多从而代偿机体缺氧的状态，但是随着血红蛋白慢慢增加，血液黏度同时也会增加，从而导致头痛、头晕、耳鸣、视物模糊、乏力、虚弱等不良反应，而到了疾病后期，则会出现凝血功能和血小板数量、结构异常，而且也容易形成血栓，如肺动脉血栓形成、脑动脉栓塞，同时还可能出现胆结石、肾功能不全、肺部感染、心律失常、缺铁等多种表现。

〔唐　毅〕

34

为什么先天性心脏病缺损可以导致肺动脉高压，而肺动脉高压晚期却说缺损是患者的救命通道？

先心病相关性肺动脉高压是我国最常见的肺动脉高压类型，先心病患者早期由于体肺循环间压力的差异，大量的左向右分流引起肺循环血流量增多，造成肺动脉压力升高，此时患者肺动脉的病理改变多可逆，压力升高主要由肺血容量增多引起，及时纠正心脏缺损（终止异常分流后）肺动脉压力多可恢复正常。

部分患者因种种原因未能及时纠正心脏缺损，持续性的肺循环血量异常增多会造成肺血管重塑，肺动脉内膜和/或中膜发生增厚及纤维化，主要表现为丛样损害、肺小动脉或微动脉阻塞，肺血管阻力明显上升引起肺动脉压力达到甚至超过主动脉水平，患者左向右分流明显减少、发生双向甚至逆向分流，可出现缺氧发绀、红细胞增多症、视物模糊、脑卒中等并发症，但此时患者已丧失手术机会。若手术修补缺损，患者右向左分流减少，造成肺动脉压力急剧上升、左心心排血量明显降低，患者容易发生急性心力衰竭甚至死亡，故而晚期的心脏缺损可作为"减压阀"承担肺动脉高压患者的救命通道。

〔朱腾腾〕

35

血吸虫病如何引起肺动脉高压？

血吸虫病是全球范围内常见的流行性疾病，血吸虫病患者中肺动脉高压的发生率较普通人群高。不同亚群的血吸虫病中肺动脉高压的发病率目前仍未完全确定，某些研究表明在肝、脾血吸虫病患者中肺动脉高压的发生率为20%～30%。目前关于血吸虫病相关性肺动脉高压的发病机制尚不完全明确，可能包括以下方面的原因：①血吸虫虫卵在肝静脉内沉积引起阻塞及一系列的炎症反应，形成肉芽肿及肝纤维化，从而导致门静脉高压，门静脉高压触发循环高动力状态，损伤肺血管，引起肺血管重塑，最终导致肺动脉高压。门静脉高压使侧支循环开放，便于虫卵向肺内迁移，引起炎性反应。②血吸虫虫卵随血液循环沉积在肺血管内造成慢性血栓，但目前认为这种机械阻塞不是形成肺高血压的主导原因，CD4$^+$ T 细胞介导的血吸虫虫卵肉芽肿（巨噬细胞及其衍生细胞的聚集）和慢性炎性反应才是重要因素。③长期肺血管炎症可导致动脉中膜厚度增加、血栓形成、血管周围炎、内皮细胞局灶性增生等病理改变，从而形成肺动脉高压。这些病理改变同特发性肺动脉高压是十分类似的，因此目前把血吸虫病相关性肺动脉高压归为第 1 类肺高血压（PAH）。引起肺血管重塑的确切病因仍不清楚，肉芽肿内的细胞释放的细胞因子可能参与其中，已发现的包括 TGF-β、IL-13、RELM-α、IL-4 等。

〔李源昌〕

36 肺静脉闭塞病/肺毛细血管瘤病是怎么回事？

肺静脉闭塞病（pulmonary veno-occlusive disease，PVOD）/肺毛细血管瘤（pulmonary capillary hemangiomatosis，PCH）是一类罕见的、主要累及肺静脉系统的肺血管疾病，是引起肺动脉高压的病因之一，2018 年世界肺动脉高压大会将 POVD/PCH 归类为第一类肺动脉高压中的一小类。其组织病理学特点除有肺小动脉重构外，肺小静脉亦发生广泛狭窄或闭塞病变，肺毛细血管往往合并扩张性改变或增殖样改变。西方国家普通人群中 PVOD/PCH 的年发病率为 0.1～0.2/100 万，但由于诊断困难，实际发病率可能被低估。目前 PVOD/PCH 的病因尚不明确，但已发现与多种危险因素有关，如烟草暴露、HIV 感染、自身免疫性疾病、结缔组织病、药物/毒物（如丝裂霉素、环磷酰胺、三氯乙烯）等。

PVOD/PCH 可表现出一定的家族聚集现象，家族性 PVOD/PCH 的发生与 EIF2AK4 的等位基因突变有关。目前观点认为，PVOD 和 PCH 为常染色体隐性遗传病，主要由 EIF2AK4 基因突变引起。几乎全部的遗传性 PVOD/PCH 及 9%～25% 的散发患者携带 EIF2AK4 基因的纯合突变或复合杂合突变。对于临床疑似 PVOD/PCH，推荐进行遗传学检测。如检出 EIF2AK4 双等位基因突变，可从分子水平确诊 PVOD/PCH。由于 PVOD/PCH 为常染色体隐性遗传病，需用 Sanger 一代测序在患者父母中检测致病突变，确认遗传模式。

PVOD/PCH 临床表现和特发性肺动脉高压相似，主要表现为进行性加重的劳力性呼吸困难及活动耐力下降，可伴有胸痛、咳嗽、晕厥、咯血、杵状指及胸腔积液；劳力性晕厥也可发生，随着病情进展可出现右心衰相关症状及体征，如食欲缺乏、恶心、呕吐、腹胀、胸腔积液、腹腔积液、双下肢水肿等。

〔熊贤良〕

37 为什么高血压的患者常伴有肺高血压？

首先我们应该知道，高血压和肺高血压是两个不同的疾病，但同时高血压的部分患者会出现肺高血压，其在我们肺高血压的分类中属于第二类，左心疾病所致的肺高血压。同时我们也先回顾一下心脏血液的流动顺序，右心室将血液通过肺动脉送往肺部，在肺部进行气体交换，流出来的是含氧非常丰富的动脉血，然后经过肺静脉流入左心房，再到左心室，最后左心室通过主动脉将血液送往全身各个器官。久患高血压的患者，血管壁会和我们平常见到的自来水水管一样，管壁的弹性会变弱出现硬化改变，心脏的左心室在负责将心脏的血液送往全身各个器官时就会要花费更大的力气，这大大加重了心脏的负担，时间一长心脏就受不了了，就会导致心脏肌肉肥厚，那么左心室在舒张的时候就会受到限制，使得舒张期左心室压力增高。这个时候左心房也需要花更大的力气把左心房的血液进入到左心室，阻力就加大，从而导致左心房腔内压力也升高，内径扩大，压力是被动传导的，左心房内压增高使得肺静脉的血液到左心房受阻，那么最终会出现肺血管阻力增加，肺动脉压力就会升高。高血压可伴全身或局部的一些体液因素改变，如血浆儿茶酚胺和血管紧张素水平增高，这些存在于血液里面的微小物质，相当于水里面的一些看不见的小颗粒，具有收缩血管的作用，它们"跑到"肺血管，导致肺动脉收缩，也是导致肺动脉压增高的原因。因此高血压的患者应积极控制血压，防止出现肺高血压。

〔罗 俊〕

38

哪些呼吸系统的疾病能引起肺高血压？

任何可导致机体慢性缺氧的呼吸系统疾病均可导致肺高血压，如呼吸道、肺实质、肺间质、胸廓和神经肌肉病变等。

（1）阻塞性气道疾病：慢性阻塞性肺疾病（chronic obstructive pulmonary disease，COPD）是导致肺高血压和肺源性心脏病最常见的原因。

（2）肺实质性疾病：肺实质疾病主要是指肺泡疾病。如肺水肿、急性呼吸窘迫综合征常并发肺高血压，此类肺高血压往往随着病情的控制而下降，无须特殊治疗。

（3）肺间质疾病：如间质性肺疾病、结节病、肺尘埃沉着病（尘肺）等，由于导致呼吸膜增厚，弥散功能障碍产生低氧血症，同时低氧导致的炎症累及肺小动脉，使肺血管阻力增加从而形成肺高血压。

（4）肺血管病变：肺血栓栓塞症是肺血管病变产生肺高血压最常见的原因，其中相对罕见的毛细血管瘤、肺静脉闭塞病等。此外，尚有全身疾病的肺血管损害，如胶原血管病。

（5）神经肌肉疾病：呼吸控制异常和胸廓疾病共同的病理生理特点是肺泡通气不足，可导致低氧血症和高碳血症，且常并发呼吸道反复感染，使肺小动脉出现器质性和功能性改变，产生肺高血压。如胸廓畸形、吉兰-巴雷综合症、麻痹性脊髓灰质炎等神经肌肉疾病。

〔何玉虎〕

39

肺部疾病引起的肺高血压有何特点？

肺高血压的病因较为复杂，其中肺部疾病继发的肺高血压一直是呼吸科医生研究的重点之一。这些疾病多见慢性阻塞性肺疾病、支气管哮喘、支气管扩张、慢性肺血栓栓塞以及肺间质纤维化等呼吸系统病变。肺部疾病引起的肺高血压在早期可无自觉症状或仅出现原发疾病的表现。原发性肺部疾病引发肺动脉压力逐渐升高，将会诱发患者出现一些非特异性症状，如一般体力劳动后呼吸急促、全身无力、食欲不佳等。在肺部发生急性感染时，上述症状会加重，部分肺高血压患者常以急性肺炎或慢性阻塞性肺疾病急性发作入院。体格检查时可发现肺动脉瓣区心音亢进，心脏向左扩大，胸片可见肺动脉扩张、肺动脉段突出和周围肺纹理减少；超声心动图提示右心室肥厚、右心室流出道内径≥30 mm、右心室内径≥30 mm，有时扩大的右心挤压室间隔使左室呈 D 字形；心电图检查提示有右心室肥大；当有慢性血栓栓塞性肺高血压时，心电图表现复杂多样，最典型为 $S_I Q_{III} T_{III}$，血常规红细胞及血红蛋白可升高，合并感染时，白细胞总数增高、中性粒细胞增加。但是大多数肺高血压患者缺乏有特点的症状，即缺乏不同于其他疾病的特异表现，这对肺高血压的早期发现及诊断带来了困难。随着肺部原发疾病的发展，肺高血压不断升高将会诱发右心衰，可见患者口唇发绀，轻微活动后即可出现气促，下肢水肿、心动过速，食欲不佳、腹胀以及皮肤潮红、多汗。行血气分析可发现低氧血症或合并高碳酸血症。所以肺高血压在早期怀疑时就应该完善检查明确诊断。

〔何玉虎〕

40 为什么高原病会引起肺高血压？

我们常常见到一个自然现象，夏天的时候经常可以看见鱼儿浮到水面来呼吸，有些甚至发生死亡，这跟夏天温度高，特别是快下雨气压低的时候，溶解在水中的氧气减少，无法满足鱼儿的日常需要有关。同样对人而言，由于高海拔的地方气压低，空气比较稀薄，形成了一个相对低氧的环境，当我们由平原进入高原（海拔 3000 m 以上），或由低海拔地区进入海拔更高的地区时，部分人会出现对这种低氧环境的不适应，由此而产生的各种各样的症状（头痛、头昏、恶心、呕吐、心慌、胸闷、失眠、嗜睡、腹胀、手脚发麻等等），我们把它称之为高原病。而返回低海拔地区后这些令我们不舒服的症状迅速消失为高原病的特点。正常情况下，人们所需要的氧气自外界进入到血液可以分为两个过程：一是氧气由体外进入到肺泡内（肺通气），这个过程取决于大气与肺泡内的氧分压差；二是氧气从肺泡进入到血液中（肺换气），而这个过程的换气动力来自于肺泡与毛细血管中的氧分压差。因此整个氧气的运送取决于不同部位之间的氧分压差，氧分压差越大，氧气输送到人体的效率越高。在高原地区，空气稀薄，气压低，大气压与肺泡中氧分压之差随着海拔高度的增加而缩小，这直接影响肺泡内空气与大气之间的气体交换，导致肺泡内氧气含量不足，肺泡内氧分压下降，进而导致肺换气过程受阻。这致使肺动脉内的血液无法获得充足的氧气，从而导致机体供氧不足，产生缺氧。久居高原者可以对低氧环境产生耐受，但对于初登高原者，肺泡内低氧将会诱发肺动脉的一些病理生理改变（收缩以及肺血管动脉肌化、动脉中膜增厚），这些改变会导致肺动脉压力急剧升高。所以对于高原性肺高血压，最有效和可靠的治疗是立即脱离高原环境，休息吸氧（维持动脉血氧饱和度在90％以上）。

〔李源昌〕

41 "另类打鼾"为什么会引起肺高血压？

打鼾即打呼噜，是睡眠呼吸暂停综合征（OSAS）这一疾病的主要表现。普通打呼噜者的呼噜声均匀规律，一般在平卧位睡眠、劳累或饮酒后出现。"另类打鼾"是指呼噜声响亮而不规律，时断时续，声音忽高忽低，这常标志着呼吸道狭窄加重，有呼吸道阻塞发生，便会引起呼吸暂停。睡眠呼吸障碍是以睡眠中发生异常呼吸事件为特征的一组呼吸系统疾病。其中阻塞性睡眠呼吸暂停低通气综合征、中枢性睡眠呼吸暂停低通气综合征等睡眠呼吸暂停综合征的研究较为清楚，其他的睡眠呼吸障碍疾病有待深入了解。

在一般人群中，睡眠呼吸暂停综合征的病因几乎都是由于上呼吸道的狭窄和阻塞而引起的。阻塞性睡眠呼吸暂停低通气综合征患者上呼吸道狭窄及阻塞导致呼吸道阻力增加，在患者清醒的时候，呼吸频率增加、呼吸肌收缩增强保证患者肺通气正常。但处于睡眠时呼吸频率下降、呼吸肌收缩减弱使肺通气减少而引起反复发作的低氧，部分患者并发高碳酸血症和酸中毒。

睡眠呼吸暂停是肺高血压的独立危险因素，最新的肺高血压分类将睡眠呼吸暂停引起的肺高血压分为第3类肺高血压，即肺部疾病/缺氧性肺高血压。统计数据显示，未合并其他心肺疾病的阻塞性睡眠呼吸暂停低通气患者中肺高血压患病率达20%～40%。目前研究认为睡眠呼吸暂停相关肺高血压的发生机制可能有以下几个方面。①间歇性缺氧：夜间反复出现低氧血症刺激肺血管，引起调节血管收缩和舒张的物质比例失衡，导致肺动脉收缩。低氧长期反复刺激可引起肺血管内皮功能障碍，进而出现肺血管动脉肌化、肺小动脉中膜增生肥厚等肺动脉重塑表现，继而增加肺循环阻力而使肺动脉压力升高，最终导致肺高血压。②氧化应激与炎症反应：缺氧-复氧的过程中会产生大量活性氧（ROS），ROS具有高度化学活性，对细胞产生各种毒性作用，促进三磷酸腺苷（ATP）消耗、钙稳态改变、脂质过氧化、蛋白质氧化或硝基化、DNA突变或损伤，甚至细胞凋亡和坏死，这一过程导致血管内皮功能障碍及结构损伤，使内皮细胞释放的舒血管因子减少，缩血管因子增加，打破血管平衡状态。也有研究认为氧化应激反应中的某些细胞因子可以导致引起肺动脉平滑肌细胞增殖，参与肺动脉重塑。③胸腔负压增加：OSAS患者睡眠中出现呼吸暂停时为抵抗上呼吸道阻塞，用力吸气产生巨大的胸腔负压。胸腔负压增加引起静脉回流量增加，导致右心室前负荷及肺动脉血流量增加，进而出现肺高血压。④OSAS患者夜间反复出现呼吸暂停或低通气，引起的交感神经过度兴奋，肾素-血管紧张素-醛固酮系统被激活，醛固酮的生成增加。醛固酮不仅增加心脏的前后负荷，而且可减少一氧化氮的释放，引起内皮功能障碍，促进肺动脉血管平滑肌的重塑，导致肺动脉阻力增加，肺高血压形成。⑤微血栓形成：OSAS患者长期慢性缺氧可导致继发性红细胞增多，血液黏度增加，血流速度减慢；同时由于缺氧引起血管内皮细胞受损，进而出现纤维蛋白原沉积，形成微血栓，促进肺高血压形成。

〔熊贤良〕

42 如何判断自己有"阻塞性睡眠呼吸暂停低通气综合征"？

阻塞性睡眠呼吸暂停低通气综合征（OSAHS）是一种病因不明的睡眠呼吸疾病，临床表现有夜间睡眠打鼾伴呼吸暂停和白天嗜睡。由于呼吸暂停引起反复发作的夜间低氧和高碳酸血症，可导致肺高血压、冠心病等并发症，甚至出现夜间猝死。需要注意的是打鼾不等于患有睡眠呼吸暂停低通气综合征，只有在夜晚睡觉呼吸暂停发生30次以上，或平均每小时发生5次以上，并且患者常会从睡眠中憋醒。

OSAHS有以下临床表现：①打鼾。睡眠中打鼾是由于空气通过口咽部时使软腭振动引起。打鼾意味着呼吸道有部分狭窄和阻塞，打鼾是OSAHS的特征性表现。这种打鼾和单纯打鼾不同，音量大，十分响亮；鼾声不规则，时而间断。②睡眠反复憋醒、睡眠不宁、诱发癫痫，大多数同室或同床睡眠者可发现患者有呼吸暂停，呼吸暂停多随着喘气、憋醒或响亮的鼾声而终止。还可发现患者有明显的胸腹矛盾呼吸运动。③睡不解乏、白天困倦、嗜睡，常无法控制。开会时可入睡，工作时可入睡，相互交谈时可入睡，甚至骑自行车时可因入睡而摔倒。④睡醒后血压升高。⑤睡眠浅，睡醒后头痛，隐痛多见，不剧烈。⑥夜间睡眠心绞痛、心律失常，患者常在睡眠中出现抽搐或突然坐起，大汗淋漓，感觉心慌、胸闷或心前区不适，有濒死感。⑦夜间睡眠遗尿、夜尿增多。⑧记忆力减退、反应迟钝、工作学习能力降低。⑨脾气大，心情烦躁。⑩勃起功能障碍、性欲减退。⑪老年痴呆。⑫部分患者还有口腔颌面部症状，如下颌后缩、下颌后移、下颌畸形、颈围粗以及开口困难等。

如有上述表型者应及时到相关专科门诊就诊，并在医生及专业人员的指导下行多导睡眠图等相关检查。

〔何玉虎〕

43 慢性血栓栓塞性肺高血压是如何形成的？

慢性血栓栓塞性肺高血压是急性肺栓塞或肺动脉原位血栓形成所致的长期后果。血栓栓塞和肺血管重塑共同作用形成慢性血栓栓塞性肺高血压。①血栓栓塞：肺小动脉被血栓（可能来自下肢静脉，也可能管壁自身长血栓）堵塞后，可导致肺动脉分支狭窄甚至完全闭塞，这种栓子的机械阻塞作用直接引起肺动脉压力增高。这就如同河流被堵塞或变狭窄后，堵塞或狭窄处上游的水位会增高的道理一样。急性肺栓塞或肺动脉原位血栓形成后，早期的诊断和规范化治疗可治愈大部分患者。然而若有种种原因如凝血纤溶系统功能异常、未得到及时有效的诊治等引起血栓未溶解而持续存在，导致肺动脉血流动力学恢复不完全，即肺动脉压力无法降至正常；而附壁陈旧血栓对血管长期慢性刺激，引起肺动脉原位血栓形成，导致肺动脉阻力进一步增加。②肺血管重塑：长期肺血管壁压力增高、血栓以及局部低氧微环境等因素可致肺动脉血管内皮受损，进而触发肺动脉中膜肥厚、外膜增生，最终导致肺血管重塑，且血管重塑常累及阻塞动脉的远端血管，肺动脉压力进一步增高。肺血管重塑的过程中有许多血管活性物质的参与，如一氧化氮、前列环素、内皮素－1等等，它们影响血管紧张性，促进血管重塑，最终导致慢性血栓栓塞性肺高血压。

〔李源昌〕

44 哪些疾病容易引起慢性血栓栓塞性肺高血压？

血栓及炎症反应是慢性血栓栓塞性肺高血压形成的主要原因，因此导致血栓及炎症的疾病容易引起慢性血栓栓塞性肺高血压。特别是下肢静脉曲张或长期卧床休息的患者容易引起深部静脉血栓形成，血栓脱落后可引起肺栓塞。各种心脏病（其中以风湿性心脏病最为常见）患者由于长期卧床以及静脉回流变慢等原因，也是慢性血栓栓塞性肺高血压的多发人群。肿瘤患者癌栓形成或化学治疗后也可引起肺血管阻塞或损伤，手术（脾切除、髋或膝关节置换）、异常纤维蛋白原血症、抗纤溶物质缺乏（如蛋白质S、蛋白质C的缺乏）、慢性炎症性疾病、系统性红斑狼疮等都容易引起慢性血栓栓塞性肺高血压。

〔杨晓洁〕

45 为什么溶血性贫血可引起肺高血压？

溶血性贫血包括镰状细胞贫血、珠蛋白生成障碍性贫血、阵发性睡眠性血红蛋白尿等。临床上我们发现溶血性贫血常引起肺高血压，这是什么原因呢？溶血性贫血形成肺高血压的机制十分复杂，主要包括以下几个方面：①红细胞破坏释放的游离血红蛋白（红细胞内的一种蛋白质）可清除一氧化氮，导致肺血管舒张功能受损；并促使活性氧生成增加，导致肺血管壁氧化受损（如同皮肤受到紫外线的刺激后受损一样）。②红细胞破坏可释放精氨酸酶，精氨酸酶可分解血液中的精氨酸，而精氨酸是合成一氧化氮的底物，这使得一氧化氮合成减少；精氨酸酶还可以改变精氨酸的代谢过程，导致脯氨酸的合成，其可促进肺血管平滑肌增生和胶原合成，导致血管重构。③脾脏在清除损伤和衰老红细胞中起着重要作用，溶血性贫血患者脾切除后，血液中血小板活化因子水平增高，促进肺循环微血栓形成，未被清除的非正常红细胞黏附于毛细血管内皮，导致血管闭塞，加重肺高血压。④溶血性贫血可导致局部肺泡缺氧，引起肺血管收缩和肺血管活性物质释放，反复肺泡缺氧后重新获得氧气供给可导致缺血再灌注损伤，加重肺组织损伤，使肺血管张力发生改变，血管壁中层平滑肌细胞增生，导致肺血管壁增厚、重构。

　　红细胞破坏的过程中释放的活性物质可导致血小板活化、凝血酶形成，多种原因（如遗传性凝血功能缺损，内皮功能障碍）引起的血液高凝状态使血栓形成的风险增加，肺血管床（血流通畅的血管通道）减少，最终肺血管闭塞导致肺高血压的发生。

〔李源昌〕

46 为什么长期血液透析会引起肺高血压？

　　心血管疾病是导致终末期肾病患者死亡常见的并发症，其中肺高血压为新近认知的重要并发症之一，在血液透析患者中更为常见，呈进行性发展且预后不良，最终可导致右心衰甚至死亡。目前终末期肾病患者肺高血压的发病机制还不清楚，但主要是肺血管阻力、心排血量和肺动脉楔压之间的协同作用所致。血液透析患者其本身的激素及代谢紊乱可引起"尿毒症性血管病变"，表现为内皮功能紊乱，可引起肺血管收缩、重塑及血栓形成使肺血管阻力增加，促进肺高血压的发展。血液透析患者大多通过动静脉内瘘行肾脏替代治疗，肺循环无法适应动静脉内瘘介导的心排血量增加可能参与肺高血压的发展。并且血液透析患者通常存在心脏收缩及舒张功能障碍，升高的左心室充盈压被动逆传至肺循环，促进肺血管收缩和重塑，造成肺动脉压力升高。因此，对于长期行血液透析的患者，应定期行心脏彩超检查评估肺动脉压力变化情况。

〔盛　斌〕

47 目前有关肺高血压治疗的临床试验值得参加吗？

参加临床试验并不意味着是当"小白鼠"。临床药物试验通常分1～4期，第1期是观察患者对于药物的耐受情况，以及药物进入人体后是怎样代谢的，2期是指治疗作用的初步疗效评估阶段，3期是药物治疗的确认阶段，通常需完成了1～3期临床试验才能正式获得批准上市。肺高血压患者一般参加的是3期临床试验，这样的试验通常会把患者随机分入新药组和老药组，比较两组疗效。那么，患者忧虑的问题常常是：我被分到了老药组怎么办？新药是否安全有效？首先，无论被分到新药组或者老药组，临床试验的治疗方案都是肺高血压领域国际上最标准、首选的治疗方法。其次，临床试验在实施过程中会有各种疗效评估，一旦发现疗效不佳或者副作用太大，那么该试验会立刻终止纳入患者。并且即使被分到了老药组也不用沮丧，通常药物公司会给参加临床试验的患者试验结束后至获得上市批准前免费赠药，如果试验采取的是交叉设计，在试验的后半段时间，用新药的患者会和没有用新药的患者治疗方案交换，也就是说在试验的前半段没有用新药，后半段也是可以用到新药的。这种临床试验的一大益处在于，不仅治疗的药物免费，并且能够免费做相关检查，因为肺高血压的药物为"孤儿药"，药品价格相对昂贵，无论从经济上还是从疗效上考虑，参加临床试验都是患者战胜肺高血压的明智之举。

〔宋　洁〕

48 特发性肺动脉高压患者遗体捐献或者器官捐献是否对医学有用？

特发性肺动脉高压是一种罕见疾病，既往对其病理机制的研究很大一部分就来自去世患者的尸检，没有他们的贡献，就不会有现今对这个疾病的不断认识，更不会有推陈出新的肺动脉高压靶向药物。如今患者在治疗中获益延长生存期的背后，也有遗体捐献及器官捐献者们的伟大贡献。因此，患者的遗体捐献或器官捐献无疑是应大力提倡的，这是对社会及医学有巨大作用的高尚行为。

〔宋　洁〕

第 二 篇

诊断篇

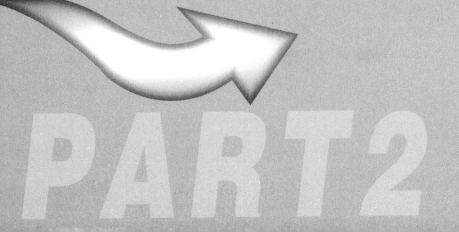

49

肺高血压患者常见症状是什么？

肺高血压患者症状表现多种多样，通常在刚开始的时候没有症状，随着疾病的进展，才会出现一些临床表现，我们的研究资料发现，至少1/5患者从症状出现至确诊时间超过2年常无临床表现。肺高血压最常见症状为活动后气促，比如在快走、爬坡、爬楼梯、做体力劳动时出现，休息时可好转。

其他症状包括乏力、头晕、胸痛、胸闷、心悸、黑矇、晕厥等。合并严重右心功能不全可出现下肢水肿、腹胀、胃纳差、腹泻和肝区疼痛等。部分患者因肺动脉扩张引起机械压迫症状。如压迫左喉返神经引起声音嘶哑，压迫呼吸道引起干咳，压迫左冠状动脉主干导致心绞痛等；肺动静脉畸形破裂或代偿扩张的支气管动脉破裂可引起咯血。在临床诊疗中，还应询问患者是否具有可导致肺高血压基础疾病相关症状，如结缔组织病可出现雷诺现象、关节疼痛、口干、眼干、龋齿、脱发、皮肤硬化等。儿童患者还应格外注意发育情况，如发育明显异常或迟缓，则应重点筛查遗传代谢性疾病和内分泌疾病。

〔罗　俊〕

50

肺高血压患者为何常胸痛？

有报道表明约30%的肺高血压患者会出现胸痛，也就是说70%的患者不会有胸痛的症状。肺高血压患者引起胸痛的主要原因如下。

随着肺动脉压力的增高，会导致右心做功增加，心肌需要的能量增加，主要表现为右心强有力的收缩将右心的血射入肺动脉，导致右心的负担过重，慢慢的就出现了右心的增大，右心正常状态下像是一个弯弯的月亮，渐渐地增大变成了十五的月亮，扩大的右心会压迫左心，导致左心室缩小成弯弯的月亮了，这样左心射出去的血就减少了，那么相应的供给心脏能量的血管即冠状动脉的血流量就会相应减少，心脏跳动得不到充足的能量供应就会出现胸痛。另一方面，肺高血压的患者往往出现代偿性的心率增快，这样就会使心脏舒张期缩短，而冠状动脉供血主要取决于心脏舒张期的长短，舒张期缩短的话，进入冠状动脉的血液会进一步减少；同时加上右心室的肥厚、右心房压力的升高会使冠状动脉受到压迫，冠状动脉血管腔进一步缩小，导致进入冠状动脉血管腔血流减少，特别是心室内膜的心肌得不到充分的血液供应，从而表现为胸痛。

综合以上，就是给心脏供血的冠状动脉血管容积缩小了，供血量也减少了，在这样的情况下肺高血压的患者在活动或者情绪激动的时候就容易出现心肌能量供应不足的情况，从而出现胸痛的表现。因此，出现胸痛的肺高血压患者（特别是中老年患者）应该及时就医，诊断时还需排除其他可能引起胸痛的原因如肺栓塞、心肌梗死、主动脉夹层等。

〔盛　斌〕

51 肺高血压患者为何容易咯血？

咯血是肺高血压患者少见而严重的并发症，目前临床上常见的不同类型肺高血压患者咯血发病机制有所不同，其分类可以简述如下。①慢性血栓栓塞性肺高血压：慢性血栓栓塞性肺高血压患者由于血栓栓塞的发生或反复发生，使肺血管阻塞，血流阻力增加，肺动脉压力进行性升高，最终可导致肺动脉高压以及右心衰。此类患者可因肺循环压力增高，引起毛细血管前肺小动脉及各级分支或肺泡毛细血管破裂出血，出现咯血。或者由于肺动脉分支栓塞闭塞，支气管侧支循环形成致气管动脉增粗、迂曲、分支增多，也可导致咯血。②特发性肺动脉高压：特发性肺动脉高压患者发生咯血主要的病理机制是肺毛细血管前微血管瘤破裂，也可能因支气管动脉的增粗，同时由于肌型肺小动脉丛样病变，多种细胞因子导致血管内皮细胞损伤，引起血管血栓栓塞，长期血栓栓塞导致侧支循坏形成，随着肺动脉压力的升高，肺小血管破裂而引起。③先天性心脏病相关性肺动脉高压：先天性心脏病相关性肺动脉高压患者其发生机制是由于血液分流导致心房、心室血管重塑，导致肺循环容量负荷和/或压力负荷增加，肺静脉血液淤积，肺部血管床收缩或重塑，晚期中膜被破坏，随着肺动脉压力增高血管破裂导致咯血。总的来说，肺高血压患者在受到某些诱因的情况下，如感冒、受凉、感染等，会导致肺小血管的痉挛、破裂，从而出现咯血的表现，因此肺高血压患者一旦出现咯血应及时就医。

〔杨晓洁〕

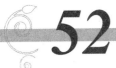

52 肺高血压患者为何容易晕倒？如何预防？

常常会发现肺高血压的患者活动后，或者情绪激动时会出现晕倒在地的情况，这是因为肺高血压患者右心扩大，左心受压，导致左心变成了一个新月形状，从而导致左心室装不下足够的血液，那么左心射出去的血液也会减少，导致供应脑部的血液也会相应减少，所以当患者运动、情绪激动时，就会因为大脑供血不足导致晕倒的发生，这个时候我们应采取相应措施避免晕厥的发生。

（1）阵发咳嗽时，因为胸腔和腹腔压力增加，导致回流到心脏的血液减少，所以对于剧烈咳嗽者，要酌情使用镇咳药。

（2）运动时，应量力而行，千万不能用力过猛，这样很容易导致肺动脉高压患者的身体不能供应额外的氧气和血流，从而晕倒。

（3）长时间站立时，会导致血液滞留下肢，回流到心脏的血液减少，也容易晕倒，因此要避免长时间静立。

（4）由卧位快速坐起或站立时，容易出现血压下降（直立性低血压），也容易晕倒，因此改变体位要缓慢。

（5）患者情绪激动、紧张，也容易出现晕厥，对这些患者要给予镇静药和心理治疗。

〔盛 斌〕

53 肺高血压患者会有心脏杂音吗?

心脏无时不刻在跳动,通过听诊器我们可以听到正常心脏跳动会发出的声音,"咚嗒、咚嗒、咚嗒……",听起来非常好听,那么什么是心脏杂音呢?如果除了正常的"咚嗒"声音以外还听见了其他的声音,称心脏杂音。而对于肺高血压患者而言,心脏杂音的出现多与肺动脉压力增高、右心室扩大和右心衰有关。因此肺高血压患者可能听到的心脏杂音有:①肺动脉听诊区(胸骨左缘第2肋间)第二心音亢进;②由于肺动脉瓣开放突然受阻出现的收缩早期喷射性喀喇音以及血液反流通过三尖瓣引起的收缩期杂音;③右心室舒张充盈压增高及右心功能不全时可出现第三心音;④部分患者可闻及右心室第四心音奔马律。

〔杨晓洁〕

54 为什么肺动脉高压患者需要检查四肢血氧?

我们首先来看血氧是什么,人是靠氧气生存的,氧气从肺部吸入后氧就经毛细血管进入到血液中,由血液传送给身体各部位器官或细胞使用。血液中含氧量越高,人的新陈代谢就越好。而血氧是指血液中的氧气,人体正常含氧量为95%以上。目前引起肺动脉高压的原因很多,包括先天性心脏病(简称先心病)、结缔组织病、呼吸系统疾病等都可引起肺动脉高压,患者一些体征对于查找肺动脉高压病因有重要提示意义。先心病患者血氧检测有助于评估心内外分流情况,通常血氧低于95%提示存在明显右向左分流;此外部分动脉导管未闭的患者随着肺动脉压力的明显升高,此时由于主动脉与肺动脉间压差减小,胸骨左缘第2肋间的典型杂音减弱甚至消失,初次接诊时容易漏诊,但主-肺动脉间分流减少甚至逆向分流,患者会出现"差异性发绀"这类特殊的临床表现,即上肢血氧高于下肢血氧。所以,对于肺动脉高压患者来讲,均需进行四肢血氧检查。

〔朱腾腾〕

55
确诊肺高血压通常要做哪些检查？

　　从前文中我们已经知道了肺高血压可分为五大类，每一大类里面又可以分为很多小类，可想而知很多原因都可以引起肺高血压，因此想诊断肺高血压以及弄清楚引起肺高血压的原因，从理论上来讲要做的检查有很多，要排除的疾病也很多。所以医生在临床上首先要结合患者的临床表现和体格检查，行重点相关检查以明确诊断及原因。

　　首先基于患者的症状，如医生考虑可能由肺高血压所引起，则可先行心脏超声检查，明确是否有三尖瓣、肺动脉瓣的反流以及右心房、右心室增大等肺高血压的表现，但是心脏超声有其局限性，如对肺动脉压力估算不精准；肺动脉瓣狭窄或右心室流出道狭窄同样可引起三尖瓣反流；右心房、右心室的增大以及超声的主观性较强即超声的结果的准确性与医生的经验和水平相关，因此基于以上原因如需要明确肺高血压的诊断还需行右心导管检查，虽然费用相对较贵，但其可以提供客观的血流动力学数据并可以计算出肺血管阻力、分流量大小，而这些数据对于患者的诊断、治疗都是很有帮助，并且右心导管检查可进一步通过肺动脉造影发现和诊断可能的异位引流、动静脉瘘、肺动脉栓塞以及各种复杂先天性疾病等情况，从而避免误诊和漏诊。

　　其次，医生会同时给患者做心电图、胸部X片等常规检查辅助肺高血压的诊断以及判断肺高血压的严重程度。一旦肺高血压的诊断成立，则需要根据患者的临床表现及症状行相关实验室检查以及影像学检查，其中实验室检查包括血常规、风湿免疫疾病相关的抗体、艾滋病病毒（HIV）、甲状腺功能、肝功能、血管炎三项、血沉等检查，影像学检查包括高分辨肺部CT、肺通气/血流灌注显像、肺动脉CTA等检查，同时还可能需要完善肺通气、弥散功能以及多导睡眠监测。当然患者的相关病史也同样重要，如您是否有肺高血压家族史、是否使用减肥药、是否经常打鼾、鼻黏膜出血、天气寒冷时嘴唇发绀、脾气暴躁、皮肤遇冷变色、疼痛以及其他患者感觉与别人不一样的症状和体征等等都可以作为提示的线索帮助医生明确肺高血压的原因。在临床上，很多患者在多家医院就诊，导致很多检查重复，因此患者可以先向主管医生表明你的某个指标于近期在某家医院已经检查，如果你的医生确认你的检查真实可靠，即可以避免一些重复检查。特别要提醒肺高血压患者初诊和复诊尽可能每次都把历史档案（以前医院检查结果以及自我观察和记录表格）带来，方便医生的诊断与治疗调整，避免重复检查，还可节约费用。

由医生先做详细病史和仔细的体格检查，同时结合以下辅助检查来诊断肺高血压。

（1）初筛：①心电图，了解有无右心扩大等；②胸部 X 线检查，可显示肺动脉扩张情况及其他可能的肺部疾病；③超声心动图，估测肺动脉压力，了解心脏的结构改变。

（2）确定肺高血压类型需要做的特殊检查：肺功能检测；肺血管 CT；核素肺通气/灌注扫描；自身免疫抗体，HIV，甲状腺功能，肝功能等；多导睡眠监测；右心导管检查等。

〔唐 毅〕

56 胸片和心电图可诊断肺高血压吗？

胸片和心电图是临床上简单易行的检查，对于明确很多疾病的诊断十分有帮助。肺高血压患者的胸部 X 线影像可能有以下表现：肺动脉段突出及右下肺动脉扩张，伴外周肺血管稀疏，呈"截断现象"，右心房和右心室扩大。对于中度及重度肺高血压患者的诊断有一定价值，但不能作为确诊依据。且胸部 X 线影像正常也并不能排除肺高血压。

肺高血压患者的心电图缺乏特异性，但通过心电图可以了解右心增大等情况。肺高血压患者的心电图改变常表现为：①心电轴右偏；②I 导联出现 S 波。III 导联出现 Q 波 ST 段倒置（$S_I Q_{III} T_{III}$）；③右心室高电压；④右胸前导联出现 ST 段压低、T 波低平或倒置。其发生机制是由于肺高血压造成右心室心肌肥厚，继而心包心肌张力增加影响心肌供血。肺动脉阻力越高，增加的速度越快（所用时间越短），心电图反应心肌缺血的敏感性越高。但是有些肺动脉高压患者的心电图也可能完全正常。因此，对于肺高血压患者来说，心电图和胸片可以作为重要的诊断方法，但是不能仅凭这两项检查诊断肺高血压。

〔杨晓洁〕

57

心脏超声可以确诊肺高血压吗？测量准确吗？

多普勒超声心动图是临床应用最广、操作最简便的无创影像诊断技术，它既可检测心脏的结构和功能，又可估测肺动脉的压力，因此是最常用的筛查肺高血压的手段，但要记得它不是确诊肺高血压的手段，右心导管检查才是确诊肺高血压的"金标准"。心脏超声估测肺高血压最常用的方法是三尖瓣反流压差法，根据物理的伯努利方程原理，三尖瓣（右心房和右心室间的瓣膜）的反流速度与两腔室的压差有一定的关系（压差＝$4 \times$反流速度^2）。在没有肺动脉狭窄或右心流出道梗阻的情况下，肺动脉的收缩压等于右心室的收缩压，而右心室的收缩压等于右心房室的压差加上右心房压（即肺动脉收缩压＝右心房压＋$4 \times$三尖瓣反流速度^2），右心房的压力一般为$0 \sim 5 \ mmHg$，也可根据下腔静脉直径与吸气时的内径变化来评估测右心房压力。根据指南，如心脏超声检查三尖瓣反流流速大于$3.4 \ m/s$（估测肺动脉该收缩压为$50 \ mmHg$，通常肺动脉平均压$>25 \ mmHg$），要高度考虑存在肺动脉高压。如果三尖瓣反流流速小于$2.8 \ m/s$（估测肺动脉该收缩压为$36 \ mmHg$，通常肺动脉平均压$<20 \ mmHg$），此时基本上不考虑肺动脉高压。尽管多普勒超声心动图在测定肺动脉压力的精确度不如右心导管检查，但有研究显示肺动脉压超声测得值与心导管实测值显著相关。心脏超声的优势是它可以排除先心病及二尖瓣狭窄等可引起肺动脉高压的常见疾病，还可以评估病情、预后与对治疗的反应，通过观察右心扩张程度、主肺动脉直径、室间隔运动、左右心室射血分数变化、三尖瓣瓣环收缩期位移等来评估病情及预后，并可在随诊时反复测量上述指标判断治疗效果。特发性肺动脉高压的超声心动图常表现为右心室内径扩大、右心室壁肥厚、室间隔向左移位、肺动脉明显增宽。当然经食管超声心动图检查比经胸超声更敏感，尤其在评价心脏内缺损方面更优。

综上所述，心脏超声检查虽不能代替右心导管明确肺高血压的诊断，更不能明确肺高血压的病因诊断，但它在初筛肺高血压和治疗疗效评估等方面有着不可替代的优势。

〔李　江〕

58 做了心脏彩超为什么有时医生还要求做经食管彩超？

心脏彩超是肺高血压诊断中最重要的无创性检查手段，通过彩超可以观察心脏结构、各心腔大小，排查有无心脏畸形，通过三尖瓣反流速度、右房压可以间接评估肺动脉收缩压，除评估左心功能外，通过对三尖瓣收缩期位移、三尖瓣环收缩期移动速度、右心室面积变化分数、右心室射血分数等右心功能参数测量，可以评价患者右心功能，间接评价患者预后情况。常规经胸超声需通过肋间隙的透声窗口，即特定部位采集图像，在肥胖、肺气肿、胸部创伤及胸廓畸形等患者往往不能获得理想图像。经食管超声是将超声探头置于患者胃底或食管，去除了特定透声窗的限制，且从心脏下后方实时动态观察，距离心脏部位更近，可以更加清楚地观察心脏结构、血流及心脏运动情况，显著提高卵圆孔未闭、房间隔缺损及左心耳血栓的检出率。因此，对于肺高血压的患者，在经胸彩超不能准确判断患者是否有先心病等情况时，就可以考虑行经食管心脏彩超。

〔朱腾腾〕

59 心脏磁共振有什么意义？心脏磁共振可用来诊断肺高血压吗？

心脏磁共振成像是近些年发展比较迅速的新技术，是指用磁共振成像技术诊断心脏及大血管疾病的方法，具有较高的时间及软组织分辨力，对于评价心脏的位置、大小、心室壁厚度、心室腔大小、心房和大动脉根部内径、心包结构及心脏毗邻脏器的关系具有重要的临床诊断意义，同时作为一种无创性检查，大大降低了风险性。对于肺高血压患者，心脏磁共振成像不仅可以连续获得整个心动周期的图像数据，计算舒张末期和收缩末期容积而进行右心功能分析，同时可以通过测定肺动脉面积、肺动脉血液平均流速、流速峰值、加速时间、射血时间等数据估算肺动脉平均压及肺血管阻力，从而评价肺血管病变与患者疾病严重程度。因此，虽然目前诊断肺动脉高压的金标准仍是右心导管检查，但心脏磁共振对于初筛肺高血压和治疗疗效评估等方面有着不可替代的优势。

〔杨晓洁〕

60 肺动脉压力未下降是否说明治疗无效？

经常有患者每次做心脏超声复查时十分关注肺动脉压力的变化，总是渴望药物治疗后肺动脉压力有明显下降，尽管患者的症状、活动耐量显著改善，但超声估测肺动脉压力没有明显变化时，他们总是很失望，觉得自己病情没被控制，甚至认为药物治疗没效果。事实上真是这样吗？

要了解这个问题首先我们先得弄清楚肺动脉压力，肺血管阻力和肺血流量这几个概念。肺高血压是个血流动力学概念，肺动脉压力增高的根本原因是肺血管阻力的增加，肺血管阻力的增加主要是由于肺血管的收缩，肺动脉的增殖和闭塞、以及炎症和血栓的形成。治疗肺高血压患者的根本目的是降低肺血管阻力，改善患者的生活质量和提高患者的生存时间。如果把肺血管比作浇灌花草的橡皮水管，当你用力捏住水管出口时阻力便增加，水管内的压力就会增加，水也会喷射更远；另外，如果你增加流入水管内的水量，由于水管体积不变，水管内的压力也会增加。同样的道理，肺动脉的压力取决于肺动脉的血流量（通常为右心心排血量）和肺血管的阻力。如同物理学的欧姆定律一样（电压＝电流×电阻），肺动脉压力＝右心心排血量×肺血管阻力，因此可以知道无论是右心心排血量增加还是肺血管阻力增加都会导致肺动脉压力的升高。

为什么很多肺高血压患者药物治疗后症状明显改善但压力没有明显下降呢？患者的运动耐量提高，如6分钟步行距离明显延长，通常提示心功能明显改善，也就是心排血量增加，这时尽管超声评估肺动脉压力没有变化，但肺血管阻力肯定下降了，说明治疗有效。如果一个患者治疗前心排血量是3 L/min，肺血管阻力是16 Wood，那么肺动脉压力是48 mmHg，治疗后心排血量增加为4 L/min，肺动脉压力仍为48 mmHg，其肺血管阻力降低到12 Wood，这时虽然肺动脉压力没有下降，但患者肺阻力下降，心排血量增加，说明治疗效果有效（如果心输出量升至 6 L/min，阻力下降至 8 Wood，尽管肺动脉压力仍为 48 mmHg，但治疗效果就更明显了）。所以说肺动脉压力没变化不能说明治疗无效，仅用肺动脉压力来评估治疗效果是不可靠的。

当然，要测肺血管阻力和肺血流量需要右心导管检查才能准确计算出。

那么如何评估肺高血压患者治疗效果呢？是不是随访超声检查没用了呢？其实无创性评估的方法很多，超声检测有用的指标也很多。比如右心衰改善的证据、心功能分级的变化、6 分钟步行试验的距离延长都是治疗效果好转的表现，当然，心脏超声如果检测右心室缩小，三尖瓣瓣环收缩期位移增加，心包积液减少，还有血浆 BNP/NT-proBNP 水平降低都是病情好转的客观指标。心脏超声根据三尖瓣反流估测的肺动脉压力变化并不能准确反映病情的变化，有时候还完全相反，我们经常发现病情恶化的患者肺动脉压力也明显下降，这是右心衰加重、右心室心排血量明显减少所致，正如前面提到的患者，如果治疗后右心室心排血量降为 2 L/min，即使阻力为 16 Wood 不变，肺动脉压力将下降至 32 mmHg，这时候肺动脉压力的下降反而是危险的信号，因为右心心排血量减少反映右心衰加重。

因此，希望肺高血压患者不要太在意、太纠结治疗后肺动脉压力是否下降，只要治疗症状明显改善，6 分钟步行试验距离增加，BNP 水平下降或超声显示三尖瓣瓣环收缩期位移增加、右心室缩小，这就是病情明显改善的指标。如果实在想了解血流动力学参数（如心排血量、肺血管阻力等），右心导管检查可以十分准确的满足要求。

〔李　江〕

61

为什么诊断肺高血压一定要做右心导管检查？

如同诊断高血压病需要测量血压一样，诊断肺高血压就一定需要测定肺动脉的压力水平。但是肺动脉位于胸腔内，如果发生肺高血压，不可能用普通血压计来测量，当然通过心脏彩超可以间接估测肺动脉的压力，但不是很准确而且影响因素很多。目前我们只能将测量压力的导管放置于肺动脉才能得到精确的测量，因此右心导管术目前是诊断肺高血压的"金标准"，在确诊肺高血压时是一项十分必要的检查。右心导管检查是一种有创性的检查，往往由经验丰富的心内科或放射科医生进行，一般检查过程比较安全。右心导管是末端带有球囊的漂浮导管（称 Swan-Ganz 漂浮导管或肺动脉导管），可以插入外周不同的静脉（包括股静脉、肘静脉、锁骨下静脉等）。由皮下插入到静脉后，球囊充气膨胀，血流使球囊和导管漂浮着向前，沿着血流方向进入右心房、右心室和肺动脉；进一步向前，导管可能嵌（或"楔"）在肺动脉分支的远端。通过对导管气囊的充气或放气可以测量不同部位的压力。当气囊内气体在肺动脉内被放空，可以直接测量肺动脉压；肺毛细血管楔压则是通过在远端血管处给 Swan-Ganz 导管的气囊充气而测得的。右心导管检查不仅仅是测定肺动脉的压力，同时可以评价血流动力学指标、进行急性血管扩张试验等，还可根据不同腔室血管的压力和血氧测定计算肺血管阻力、右心排血量等，它对于肺高血压的诊断、分类、治疗选择和疾病预后的判断有着不可替代的意义。另一方面，右心导管检查还可以通过心脏或血管造影等进一步明确有无先心病、肺血管发育异常以及肺血栓等，所以说诊断肺高血压以及明确病因一定要做右心导管检查。

〔杨晓洁〕

62 规范的右心导管检查应该测量哪些数据？

我们上面提到，右心导管检查是诊断肺高血压的"金标准"，除了测量肺动脉压力水平，右心导管还可以为我们提供很多有价值的数据。随着医疗水平的发展，越来越多的医院开展了右心导管检查技术，但是目前现实是有相当一部分的医院右心导管检查却并不规范，通常只测量部分数据，一些很重要的数据没有得到，因此我们建议患者去医疗经验丰富的医院及中心行右心导管检查。右心导管术是将心导管经周围静脉送入上、下腔静脉、右心房、右心室、肺动脉及其分支，得到的数据主要包括以下 5 个方面。①评估异常通路：判断是否有先心病比如房间隔缺损、室间隔缺损等；②压力资料分析：包括右心房压力、右心室压力、肺动脉压力、肺动脉楔压以及连续压力曲线；③血氧资料分析：包括各房室腔、大血管的血氧测定以及判断异常分流；④血流动力学评价：计算心排血量、分流量和肺血管阻力；⑤心血管造影：了解心腔和大血管形态、大小、位置及连接，明确有无先心病、肺血管发育异常以及肺血栓等。这些数据对于肺高血压的诊断、分类、治疗选择和预后的判断有着重要的意义，因此规范的右心导管术的地位不可动摇，我们也呼吁广大医院及中心确保右心导管操作规范化。

〔杨晓洁〕

63 什么是血管扩张试验？阳性的标准是什么？

肺小动脉痉挛是肺高血压病理学改变的一个重要因素，目前研究认为这一因素在各类肺高血压患者，尤其是特发性肺动脉高压患者疾病发展过程中起到了关键作用。而急性血管扩张药物试验可以筛选出这类患者，试验结果呈阳性提示肺循环内有相当多的肺小动脉处于痉挛状态，这类患者对钙离子拮抗药治疗有效，可以使预后得到显著改善，2018年世界肺高血压大会上将血管反应阳性单独作为肺动脉高压的一小类。另外，首次入院进行急性血管扩张药物试验后总肺阻力指数下降大于50%的患者比反应较低的患者预后要好。基于以上原因，在为患者进行第一次右心导管检查时，进行急性血管扩张试验就显得非常重要。

试验材料与方法：目前国际上应用药物主要有：静脉泵入依前列醇或腺苷、吸入一氧化氮或伊洛前列素。在国内则主要应用静脉泵入腺苷或吸入伊洛前列素进行急性血管扩张药物试验。①伊洛前列素（万他维）：在右心导管检查获取了基线血流动力学资料之后，开始进行药物试验。吸入伊洛前列素 $20~\mu g$，持续吸入药物10分钟，吸入结束立即重复测定肺动脉平均压、心排血量等参数，观察吸入前后患者的血流动力学变化，判断患者是否呈阳性。②腺苷：在右心导管检查获取了基线血流动力学资料之后，开始静脉泵入腺苷，起始剂量为 $50~\mu g/(kg \cdot min)$，如果患者无明显不良反应，或者心率、血压无明显变化，可每2分钟递增剂量，每次递增剂量为 $25~\mu g/(kg \cdot min)$，直至试验结果阳性或者患者出现不良反应和/或系统血压下降，停止试验。

目前指南推荐的阳性标准是：患者应用急性血管扩张药后平均肺动脉压

力下降到 40 mmHg 以下，下降幅度至少超过 10 mmHg，伴心排血量不变或者增加。必须同时满足此 3 项标准，才可将患者诊断为试验结果阳性。

〔杨晓洁〕

64 右心导管检查有危险吗？

前文已经提到，右心导管检查不仅是确诊肺动脉高压的"金标准"，也是诊断和评价肺高血压必不可少的检查手段，因此肺高血压的患者行右心导管检查是必要的。右心导管检查属于有创检查，因此仍会有一定的风险，如感染、出血、心律失常、咯血、迷走神经亢进、休克等。但随着右心导管检查的普及，以及操作的改进，目前右心导管检查风险已经大大降低，在有经验的中心，右心导管检查是非常安全的，因此患者可以放心行右心导管检查。

〔罗　俊〕

65 右心导管手术前后患者要注意什么？

目前，右心导管术主要从股静脉或颈静脉途径到达右心房/左心房、右心室/左心室、肺动脉从而测量各心房、心室以及肺动脉的压力、血氧饱和度等血流动力学数据，操作顺利的话 30 分钟左右即可完成。在做右心导管检查前患者无须过多担心，因为过度担心和紧张可能会诱发或加重术中一些不常见的并发症，如肺高血压危象，特别是对于那些重度肺高血压患者，因此手术前一天晚上应保证睡眠良好，如果无法安睡，可以在医生的同意下服用地西泮类药物帮助睡眠，充足的睡眠有助于身体对手术的耐受、减少并发症的发生。在医生允许下患者可以在手术前停用华法林等抗凝血药以免手术中又同时使用肝素，导致术后引起穿刺口渗血。同时患者应该让医生了解有无过敏史，近期服药情况，是否有感染、发热等情况，而且在手术前避免大量进食、喝水，以免术中要解大小便影响手术进行，而对于全身麻醉的患者则要求术前 4 小时禁水。

术后如果穿刺部位在下肢，则需要伸直制动 8～12 小时，卧床休息 20～24 小时，这样主要是为了避免移动或弯曲穿刺的肢体会导致穿刺口出血，患者可以嘱托家属注意查看伤口处有无渗血、血肿，同时也应该注意穿刺下肢的皮肤颜色、有无疼痛、感觉异常等缺血/淤血表现，临床上因为绷带绑的过紧引起血液回流不畅或压迫动脉过紧导致下肢缺血比较少见，但对于小孩仍需注意。以上如有异常应及时通知主管医生采取适当处理措施。由于术后要求卧床休息 20～24 小时，患者需要在床上解大小便，如有不适，可请家属、护士协助完成。如果患者有行肺动脉造影，可于术后多饮水，以利于造影剂排泄从而减少造影剂对身体的副作用。

〔唐　毅〕

66 肺动脉造影有什么作用？

肺动脉造影是指通过导管向肺动脉内注射造影剂使肺部的血管顺血流的方向显影，从而获得肺血管的分布、解剖结构、有无充盈缺损血流灌注等情况（图 66-1）。肺动脉造影是诊断肺栓塞的"金标准"，同时对于肺血管病

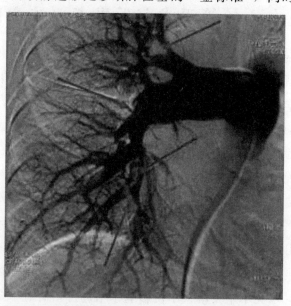

图 66-1　肺动脉造影检查（箭头提示肺血管栓塞）

的鉴别诊断有重要价值。对于有血栓高危因素或者既往有急性肺栓塞病史的肺动脉高压患者，可行肺动脉造影明确或排除是否有慢性血栓栓塞性肺高压，当然肺动脉造影同样可以明确是否有肺动静脉瘘、肺动静脉异位引流，同时为鉴别动脉炎累及肺动脉，原发肺动脉肿瘤和肺动脉栓塞提供重要依据，因为这些情况同样可以引起肺动脉高压。而对于慢性血栓栓塞性性肺动脉高压，肺动脉造影可为外科血栓剥脱术或内科导管介入术提供很好的影像学支持。但是对于重度肺动脉高压，仍有一定风险，且妊娠妇女、凝血功能障碍、严重肝肾功能不全等患者也不宜行肺动脉造影，因此该检查宜个体化考虑，患者可以在右心导管手术前向手术医生提供病史或者特殊情况，从而决定是否需要行肺动脉造影检查。

〔唐　毅〕

67 排查免疫相关性肺动脉高压要做哪些检查？

目前在所有的肺高血压的疾病类型当中，有许多免疫性疾病可以导致肺动脉压力增高，如果肺动脉高压与免疫性疾病有关系的话，就需要先针对原发病进行治疗，免疫相关性肺动脉高压属于肺高血压分类的第一大类，这是与其他类型肺高血压不一样的治疗类型。

有许多免疫疾病可以导致肺动脉高压，如系统性红斑狼疮、类风湿关节炎、系统性硬化病、干燥综合征、多发性肌炎等，这些免疫系统的疾病所产生的自身抗体会攻击肺部组织，产生血管炎和肺间质病变，导致肺动脉高压的产生，对于这些类型的疾病，其治疗手段主要是治疗结缔组织病，抑制自身免疫反应，减少自身抗体对自身组织产生的攻击。

排查这一类型的疾病需要进行一些血液学检查及自身免疫抗体检测，经常检测的自身抗体包括抗核抗体、抗双链 DNA 抗体、抗 ENA 抗体、抗中性粒细胞胞质抗体、血管炎三项、抗心磷脂抗体、抗着丝点抗体、狼疮抗凝物、免疫球蛋白和补体等。这些自身抗体和标志物可特征性地出现于许多自身免疫性疾病中，尤其是风湿性疾病，可判断疾病的活动性及预后。这些血液学的检查能够分辨血液当中自身抗体的有无和浓度，判断患者是否患有这些风湿免疫类型的疾病，从而判断肺高血压是否由风湿免疫组织疾病和自身抗体引起。

〔陈静远〕

肺高血压患者的心功能如何分级？

根据最新发布的肺高血压的指南来看，目前推荐使用1998年制定的心功能分级评价肺高血压患者心功能状态。这种心功能分级是指根据患者日常活动症状出现的程度来进行分级。功能状态由好至坏分成4级。

（1）Ⅰ级：日常活动不受限，一般体力活动不引起过度的呼吸困难或者疲劳、胸痛和晕厥的感觉；

（2）Ⅱ级：日常活动稍微受限，安静的状态下没有不舒服，但是一般体力活动可以引起呼吸困难或者疲劳、胸痛和晕倒的感觉；

（3）Ⅲ级：日常活动明显受限，安静的状态下没有明显的不舒服，稍微进行一些轻微的体力活动会引起过度的呼吸困难和疲劳、胸痛或者晕倒的感觉；

（4）Ⅳ级：不能进行任何体力活动，安静的状态下都会出现呼吸困难、疲劳、胸痛或者晕倒，并且任何体力活动都能够使这些表现加重。

并且这种心功能和疾病的预后明显相关，未治疗的特发性肺动脉高压和遗传性肺动脉高压平均生存时间与世界卫生组织（WHO）心功能分级密切相关，Ⅳ级者约为6个月，Ⅲ级者约为2.5年，Ⅰ～Ⅱ级者约为6年。

〔陈静远〕

什么是6分钟步行距离试验？它的意义何在？

6分钟步行距离试验（6MWT）是一种客观评价患者运动耐量的方法，具有简单、经济、重复性好及便于操作的特点。6MWT要求患者在30 m的平直走廊里尽快地行走，测定 6 分钟的步行距离（6MWD），6MWD 可间接评估患者心功能情况及其对治疗反应，若 6MWD<150 m 为重度心功能不全，150～425 m 为中度心功能不全，426～550 m 为轻度心功能不全。首诊患者 6MWD 及 6MWT 后 1 分钟心率恢复值是预后的重要预测指标，因此肺高血压患者首诊时均应进行 6MWT，并定期复查。进行 6MWT 应严格掌握适应证及禁忌证，近 1 个月内发生过不稳定型心绞痛、急性心肌梗死者禁止行 6MWT，步行过程中出现胸痛、难以忍受的呼吸困难、冒虚汗、面色苍白等情况应及时终止 6MWT。但是需强调的是，6 分钟步行距离可能受患者身高、体重、性别、年龄、合并疾病、性格及情绪等因素影响，患者不应该用该数据与病友进行盲目比较，应该请教医生后对于自己的病情进行客观的评估。

〔陈静远〕

70 如何配合医生做 6 分钟步行距离试验？

6 分钟步行距离试验操作简单，容易被肺高血压患者所接受，且能反映患者日常活动情况，因此在临床广泛使用该试验来评估肺高血压患者治疗前后运动耐量的变化、病情严重性以及预后。虽然该试验操作简单，但仍然有很多因素可以影响试验结果的准确性，因此患者与医生的良好配合在试验中也显得非常重要。首先，在试验前患者可向医生提供相关疾病病史，如是否有不稳定型心绞痛，是否有高血压，血压控制程度如何等情况。因为该试验可能会升高血压、诱发不稳定型心绞痛或心肌梗死。在试验前应该穿合适的鞋子及裤子，试验前 2 小时不做剧烈运动且试验前需要休息至少 10 分钟，这样才能更好的反应该试验的准确性以及保证每次试验的基线情况相同。在试验前向你的医生了解以怎样的速度行走以及熟悉在哪里转弯折回，从而能够更好的完成试验。试验前医生会记录你稳定的心率、血压、血氧饱和度以及 Borg 呼吸困难评分（见附录）。在试验中，尽量不要与旁人说话或者接电话，注意力集中并保持直线行走。在 5 分钟时医生会再次于同一个指头上给您夹上血氧仪以便在 6 分钟时能够准确读出心率和血氧饱和度的数值。如试验中途出现胸痛、难以忍受的呼吸困难、下肢痉挛、步履蹒跚、面色苍白、冒虚汗等不适情况，应及时向医生反映，看是否要终止试验，并采取适当措施处理。试验终止后可在终点处坐下来休息，以便医生准确记录试验后心率、血压和血氧饱和度的数值以及 6 分钟步行距离，同时记录心率和血氧饱和度恢复到试验前的时间以及配合医生再次完成 Borg 呼吸困难评分，使医生依据以上数值结合临床其他指标综合评估患者的运动耐量、病情严重程度、药物治疗的效果以及预后。

〔唐　毅〕

71 肺功能检查、睡眠呼吸监测对于诊断肺高血压的作用是什么？

呼吸功能检查有助于发现潜在的肺实质或呼吸道疾病。肺高血压患者通常有轻至中度外周小气道功能障碍，大部分患者肺弥散功能轻、中度下降。而特发性肺动脉高压患者这种肺功能会出现更明显的下降，在这些人当中，如一氧化碳弥散量（DLco）显著降低（＜45％ 预测值）往往提示心排血量明显降低，预示预后不良。合并肺间质疾病、肺静脉闭塞病/肺毛细血管瘤以及部分特发性肺动脉高压患者（尤其是老年且有大量吸烟史）DLco 也会显著降低。在该项检查中，肺容积减少往往提示存在胸廓畸形、胸膜增厚或肺间质纤维化等疾病。

睡眠呼吸监测是诊断睡眠呼吸暂停综合征的金标准。睡眠呼吸暂停综合征是指睡眠时上呼吸道阻塞或部分阻塞，使呼吸时阻力增加，呼吸浅慢或暂停，引起机体反复缺氧的疾病。它与心血管疾病关系密切，长期未治疗可导致肺动脉高压。如果怀疑肺高血压由睡眠呼吸暂停综合征引起，则需要行睡眠呼吸监测。

〔陈静远〕

让肺高血压低头

72

为什么有时候需要做 V/Q 比值扫描？

Ventilation-perfusion ratio（V/Q ratio），称通气-灌注比例，肺通气灌注显像是筛查慢性血栓栓塞性肺高血压的重要手段。

V/Q 显像可用于区分肺高血压是血栓栓塞性的还是原发性或其他原因所致，还可用来判断肺动脉高压的程度。

慢性血栓栓塞性肺高血压的 V/Q 显像表现为 1 个或多个与血管走行一致性肺段通气与灌注不匹配，放射性核素分布稀疏/缺损。V/Q 显像正常者几乎可以排除慢性血栓栓塞性肺高血压的诊断，但多发的灌注缺损只提示慢性血栓栓塞性肺高血压可能。虽然其诊断敏感性较高但特异性差。肺灌注显像反映组织血流的情况，不能直接观察到血管腔大小，管壁的厚薄，血栓的性状及其与血管壁的关系等。因此不能区分肺灌注缺损是由管腔堵塞引起，还是由血管闭塞所致。V/Q 显示匹配性异常，只能表示通气和血流灌注都受损，但不能明确是什么原因所致；另外 V/Q 显像显示的仅是双肺各体位的平面像，对双肺深部血流灌注缺损区检出率也受到一定限制。虽然有研究显示，V/Q 断层显像可以提高栓塞肺段检出的灵敏度，但受困于核素显像的限制，仍不能定位疾病的解剖范围，也不能指导手术可行性。

此外，部分肺高血压和肺静脉闭塞病/肺毛细血管瘤也可出现小的外周肺野节段性灌注缺失。

综上所述，肺通气灌注显像应用比较广泛，并且没有创伤，其结果是阴性可排除慢性血栓栓塞性肺高血压，但阳性结果则不具特异性，需结合其他临床征象和影像学检查进一步明确诊断。

〔陈静远〕

73

肺高血压患者要做心肺运动试验吗？

心肺运动试验是一项从静息到运动整体定量评估心肺功能的重要检查方法。越来越多的研究发现心肺运动试验可以用于评价肺高血压患者运动功能受损、药物疗效及预后。肺高血压患者运动耐量、有氧代谢能力和通气效率明显受损。肺高血压患者的运动耐力和摄氧效率下降，其致病机制可能是肺小动脉痉挛和管腔狭窄导致肺循环受限，肺动脉压力升高增加右心负荷，增加右心的工作量，严重者累及左心，导致左心心排血量也减少，两者共同作用使全身各组织相对缺氧。此外，心肺运动的一些指标可以敏感地发现运动中卵圆孔突然开放出现右向左分流现象，这是肺高血压的特征性表现。

对于肺高血压患者的心肺运动结果，可表现为一些测量参数的改变。例如，呼气末二氧化碳分压（PCO_2）降低，二氧化碳通气量（VE/VCO_2）升高，氧脉搏（VO_2/HR）和峰值氧摄取量（PVO_2）降低。肺高血压患者VE/VCO_2斜率≥45、最大摄氧量（$VO_{2\,max}$）＜10.4 mL/（min·kg）、呼气末二氧化碳分压（$PETCO_2$）＜20 mmHg 则预示肺高血压患者临床恶化事件发生率明显升高，需要更加积极地药物干预。

〔陈静远〕

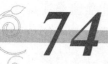

74 医生是如何给肺高血压患者做危险评估的？

对于临床上肺高血压患者，我们常规都会做危险评估，其目的是为了评估患者目前的病情严重程度，让医生心里有底从而指导治疗。既往我们采用的评估方式是按照 2015 年欧洲心脏病学会颁布的危险分层方法来进行评估，其分为高危、中危、低危。其主要内容如表 74-1 所示：

表 74-1　　　　　　　　　肺高血压危险分层

预后决定因素 （评估 1 年死亡率）	低危（＜5%）	中危（5%～10%）	高危（＞10%）
右心衰临床症状	无	无	有
症状进展快慢	无	缓慢	快
晕厥	无	偶尔	反复发作
WHO 功能分级	I，II	III	IV
6MWD	＞440 m	165～440 m	＜165 m

续表

预后决定因素 （评估 1 年死亡率）	低危（<5%）	中危（5%～10%）	高危（>10%）
心肺运动试验	VO$_2$ 峰值> 15 mL/(min·kg) (>65% pred.) VE/VCO$_2$ 斜率<36	VO$_2$ 峰值 11～15 mL/(min·kg) (35～65% pred.) VE/VCO$_2$ 斜率 36～44.9	VO$_2$ 峰值 <11 mL/(min·kg) (<35% pred.) VE/VCO$_2$ 斜率≥45
血浆 NT-proBNP 水平	BNP<50 ng/L NT-proBNP <300 ng/L	BNP 50～300 ng/L NT-proBNP 300～1400 ng/L	BNP >300 ng/L NT-proBNP >1400 ng/L
影像学（ECG，CMR）	RA 面积<18 cm^2 无心包积液	RA 面积 18～26 cm^2 无或很少心包积液	RA 面积>26 cm^2 有心包积液
血流动力学指标	RAP<8 mmHg CI≥2.5 L/(min·m^2) SvO$_2$>65%	RAP 8～14 mmHg CI 2.0～2.4 L/(min·m^2) SvO$_2$ 60～65%	RAP>14 mmHg CI<2.0 L/(min·m^2) SvO$_2$<60%

以上危险分层方法因为指标繁多，我们在使用的时候会受到限制，2018年第 6 届世界肺高血压大会推荐使用简化的危险分层量表（表 74-2），通过评估治疗前基础状态和短期治疗（3～6 个月）后的关键临床指标来预测患者长期预后。

表 74-2　　　　　简化肺高血压危险分层

预后的决定因素	低风险	中风险	高风险
A　WHO 功能分级	Ⅰ，Ⅱ	Ⅲ	Ⅳ
B　6 分钟步行距离	>440 m	165～440 m	<165 m
C　血浆 NT-proBNP 　　水平或右心房压力	BNP<50 ng/L NT-proBNP< 300 ng/L 或 右心房压力 <8 mmHg	BNP 50～300 ng/L NT-proBNP 300～1400 ng/L 或 右心房压力 8～14 mmHg	BNP>300 ng/L NT-proBNP >1400 ng/L 或 右心房压力 >14 mmHg

〔罗　俊〕

75

为什么查找肺高血压病因时需要排查肿瘤？

查找肺高血压病因时需要排查肿瘤吗？答案是肯定的，因为在肺高血压的病因中，有部分类型是因为肿瘤引起的，比如肺动脉肉瘤、血管肉瘤或其他恶性肿瘤可以堵塞肺血管和小的支气管，产生阻塞性病变，肿瘤可以分泌一些促血管硬化和促进炎症的细胞因子，也会导致肺动脉高压的发生，在对于疾病原因进行探查的时候，应当排查肿瘤所致的肺高血压。

肿瘤所导致的肺高血压主要是以治疗原发病，即肿瘤为主，而靶向药物治疗为辅，需要根据病情严重程度来针对性地进行治疗。

在排查肿瘤的时候，我们通常做的检查是对血液里面的肿瘤标志物的检查，我们通常称为"C12"，它是12种物质，而不同类型的肿瘤产生的时候会导致血液里面这种标志物升高，这样我们就能通过检测这种标志物的升高判断是不是有肿瘤产生的可能，并且凭着这些指标进行下一步的筛查，比如胸片、CT、PET-CT和组织活检等。

〔陈静远〕

76

肺动脉高压患者如何进行基因诊断？肺动脉高压患者都要做基因检查吗？

基因诊断能够有助于找到肺动脉高压患病的原因，并且能够帮助相关的家属以及未来的子女进行风险因素评估。北美和欧洲已经广泛应用基因诊断技术筛查肺动脉高压患者及家庭成员是否携带致病基因突变。依据最新的肺动脉高压遗传学专家共识以及从经济及快捷的方面考虑，优先对肺动脉高压的致病基因及可能相关基因进行基于二代测序平台下的靶向测序，即对现今已明确的9种致病基因和可能相关的致病基因进行集中筛查的方法。如果家族性肺动脉高压成人患者或者儿童在靶向测序方法中并没有发现致病突变，可以考虑使用全外显子测序进行潜在的新基因突变筛查。特别需要强调的是，如果肺动脉高压发生在小儿，那么该患儿及父母均需完善基因筛查，因为在之前的基因筛查研究中发现，约19％的特发性肺动脉高压患儿为新发突变，即小儿的父母并没有携带肺动脉高压的致病突变，这样不仅父母及其家族成员的患病风险相应较低，且他们其他孩子的患病风险也大大降低。

并非所有的肺动脉高压患者都需要基因筛查，基于国内外的肺动脉高压指南，约70％～80％的遗传性肺动脉高压携带 *BMPR2* 突变，故所有遗传性肺动脉高压患者均推荐进行基因诊断和基因咨询。通常应在具有完善肺动脉高压诊治经验及遗传咨询专家的中心进行，包括咨询家族史，对患者和家属的相关知识普及，对风险和获益进行评估，帮助患者和家属完善基因诊断流程并对基因测序结果进行分析和解释，并对患者进行长期随访管理。不单是遗传性肺动脉高压的患者，特发性肺动脉高压的患者家属仍然能够从基因诊断中获益，因为约25％特发性肺动脉高压患者最终也被发现携带 *BMPR2* 突变，因此对特发性肺动脉高压患者进行基因筛查也是必要的。

遗传性出血性毛细血管扩张症（HHT）相关肺动脉高压与 *ACVRL1* 和 *ENG* 基因突变有关，为常染色体显性遗传，占该疾病患者中约70％。近期的研究表明，肺静脉闭塞病（PVOD）/肺毛细血管瘤（PCH）相关肺动脉高压中，*EIF2AK4* 为主要的致病基因，遗传方式为常染色体隐性遗传，几乎全部的遗传性 PVOD/PCH 患者及9％～25％的散发患者携带 *EIF2AK4* 纯合子突变或复杂杂合子突变。因此对于该病患者及直系亲属，均应进行基因筛查。

基于以上原因，以下肺动脉高压患者，我们建议进行基因筛查和系统的遗传咨询：①特发性肺动脉高压患者（IPAH）；②家族中至少有两名肺动脉高压患者的家系（HPAH）；③遗传性出血性毛细血管扩张症患者及家族成员（HHT）；④肺静脉闭塞病/肺毛细血管瘤患者及家族成员（PVOD/PCH）。

〔宋　洁〕

77 基因检查发现异常要怎么办？

由于基因突变在肺动脉高压的发病过程中十分重要，基因诊断对于早期诊断、治疗及患者家属的早期疾病预防非常重要。基因筛查中发现异常通常有如下两种情况：第一，如果该异常为明确的致病突变，应立即绘制完整的家系图谱，并尽可能对所有的家族成员进行基因诊断及临床筛查，特别是对携带致病基因的家族成员，应进行完整的病史采集及超声心动图作早期评估，并建立长期的随访联系。第二，如果在基因筛查中发现的异常为不确定临床意义的突变，遗传咨询专家应保留该突变的信息于数据库，因为随着技术的发展，对致病突变的筛查将会越来越普及，有可能该突变在未来更多的正常人群中发现，在正常人群中比例越高，越倾向于这只是良性变异和疾病无关，那么家族成员无需忧虑是否携带此突变；反之，此突变如果在更多的患者中发现，则经过综合分析，可能会认为该突变与肺动脉高压的患病相关，因此携带该突变的家族成员也需同样警惕肺动脉高压的发生。

〔宋　洁〕

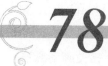

78 肺静脉闭塞病/肺毛细血管瘤如何诊断？

肺静脉闭塞病/肺毛细血管瘤（PVOD/PCH）是少见的肺部疾病。2 种疾病好发于年轻人，均表现为进行性的呼吸困难和疲倦，可有咯血及血胸。进展期均可出现右心衰的症状，属于肺高血压分类里面的第 4 类，它的诊断需要综合临床症状、体格检查、影像学资料和支气管镜检。

PVOD/PCH 的临床表现与肺动脉高压（第 1 类）相似，主要表现为进行性加重的劳力性呼吸困难和活动耐量下降，也可出现乏力、胸痛、咳嗽、劳力性晕厥等表现，体格检查可发现杵状指、肺动脉瓣第二音亢进、收缩期三尖瓣反流杂音等。部分患者肺部听诊可闻及湿啰音，而这一特点在肺动脉高压中较为少见。相比于其他类型的肺高血压，PVOD/PCH 患者多表现出更严重的低氧血症和一氧化碳弥散功能（DLCO）下降，这可能和 PVOD/PCH 慢性间质性肺水肿和肺毛细血管床受损导致的毛细血管血流量下降和弥散功能降低有关。

肺部高分辨 CT（HRCT）对于 PVOD/PCH 的诊断有重要价值，其典型特征为：小叶间隔线增厚、小叶中央型磨玻璃影、纵隔淋巴结肿大。在 PAH 患者中，该"三联症"对于诊断 PVOD/PCH 的敏感性为 66%，特异性为 100%；且经组织学确诊的 75% 的 PVOD/PCH 患者表现出至少 2 种上述征象。另外，HRCT 征象还与应用 PAH 药物后发生肺水肿的风险及病情进展速度密切相关。

右心导管检查在 PVOD/PCH 诊断中起着重要的作用，血流动力学检查有助于 PVOD/PCH 的诊断，同时可发现肺动脉平均压力升高、肺血管阻力升高。需要注意的是，由于肺动脉压反映的是肺大静脉压力和左心房压力，而 PVOD/PCH 病理改变在肺小静脉和肺毛细血管，因此肺动脉压多正常或偏低，有助于鉴别继发于大的肺静脉阻塞或狭窄及左心疾病相关肺高血压，但不能和特发性肺动脉高压相鉴别。实际上由于下游阻塞，PVOD/PCH 患者肺小动脉、肺毛细血管压力也是升高的，这也可以解释部分 PVOD/PCH 患者出现肺水肿。急性肺血管扩张试验可以检测肺动脉高压患者对钙通道阻滞药的反应性，但在 PVOD/PCH 患者中几乎所有患者都会出现急性肺水肿，而急性肺水肿可以影响扩张试验的结果，因此扩张试验在 PVOD/PCH 中并不做常规推荐。

肺活检是确诊 PVOD/PCH 的"金标准"，但肺穿刺活检和外科肺活检等操作风险较高，尤其是在重度肺高血压和合并右心衰的患者之中，所以目前并不推荐常规行肺活检。同时基因检测对于 PVOD/PCH 的诊断也有帮助，在有家族遗传史的患者中，若发现 EIF2AK4 基因突变，则可确诊 PVOD/PCH，不需要再行病理学检查。对于临床疑似 PVOD/PCH，如检出 EIF2AK4 双等位基因突变，也可从分子水平确诊 PVOD/PCH。

〔熊贤良〕

79 先天性心脏病合并发绀就是艾森门格综合征吗？

我们首先来看一下什么是发绀、艾森门格综合征？发绀是因为血液中去氧血红蛋白增多使皮肤和黏膜呈青紫色改变的一种表现，这种改变常发生在皮肤较薄，色素较少和毛细血管较丰富的部位，如唇、指（趾），甲床等。在先心病患者中比较常见。而艾森门格综合征是先心病发展晚期的一个表现，是指各种左向右分流性心脏病的肺血管阻力升高，使肺动脉压达到或超过体循环压力，导致血液通过心内或心外异常通路产生双向或反向分流的一种病理生理综合征。各种心内、心外畸形如房间隔缺损、室间隔缺损、动脉导管未闭等均有可能发展成艾森门格综合征，由于患者全身组织脏器供氧不足，同时循环中大量非氧合血红蛋白引起患者出现青紫发绀。因此我们知道，艾森门格综合征同样会出现发绀。

现在问题来了，是不是所有先心病的患者一旦出现发绀的表现，就意味着是艾森门格综合征了呢？答案是否定的，先心病患者出现发绀，除了艾森门格综合征以外，还有一些情况，如三尖瓣反流合并有房间隔缺损，这个时候右心室的血液直接反流至左心房导致发绀发生，而肺动脉压力并不会明显升高。因此大家需要记住，艾森门格综合征有发绀的表现，但患者出现发绀并不一定就是艾森门格综合征。我们在临床上如果碰到了先心病合并发绀的患者，一定要仔细鉴别，以免误诊为艾森门格综合征，延误治疗。

〔罗　俊〕

第三篇

治疗篇

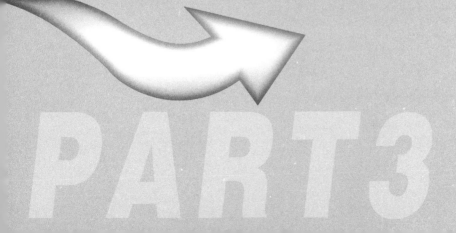

PART3

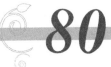

80 肺高血压真的没治了吗？

不少被诊断为肺高血压的患者，经常会在一些临床医生那里得到这样的信息：你这个病没法治，回家好好过一天算一天吧。即使在很多大医院，很多医生甚至教授仍然根深蒂固地认为这是不治之症。

果真是这样吗？其实这是相当陈旧的观念。在20世纪90年代以前，针对肺高血压特异性的治疗手段确实没有，因此肺动脉高压（第1类）（主要指特发性/遗传性/药物和毒物所致）被认为是一种极度恶性的疾病，它的预后与癌症一样是灾难性的。研究显示在没有靶向药物治疗（即只有传统药物治疗如利尿药、地高辛等药物治疗）的时期，特发性肺动脉高压患者75%患者死于诊断明确后的5年内，其平均生存期为2.8年；如出现右心衰的患者，其平均生存时间小于1年，正因为如此很多医生认为这种病就是心血管疾病中的癌症。

可喜的是，1990年后针对肺动脉高压（第1类）的特异性的靶向药物陆续被研发出来，患者5年或10年平均生存率提高了数倍。从2006年波生坦进入中国以来，肺高血压的靶向药物不断在中国上市，患者可服用的药物也越来越多，治疗状况随之大为改观。除靶向药物之外，其他的治疗方法如肺动脉去交感神经消融术、肺移植、基因治疗等也推陈出新，所以对于肺动脉高压（第1类），尽管目前尚不能根治，但已经有了很多的治疗手段。随着治疗手段的进步，患者生存时间在逐年增加，部分早期诊断治疗的患者甚至可活到正常的寿命。

然而，对于肺动脉高压，目前仍没有特效的治愈方法，目前治疗的目标主要是延迟或者阻止病程进展，改善患者生活质量和延长患者寿命。具体目标是维持心功能在Ⅰ～Ⅱ级，6分钟步行距离在440 m以上，心力衰竭指标BNP正常，血流动力学指标接近正常，即肺动脉高压的危险评估在低危状态。未来的治疗方向是逆转重塑的肺血管，将肺血管阻力降至正常，要完全治愈这疾病这个目标仍任重而道远。目前肺动脉高压还是一种治疗费用十分昂贵的疾病，患者的经济负担十分重，但是目前中国慈善总会和社会福利部门开始关注并建立的相关基金承担和减少患者的部分负担，专家们也在积极呼吁更多的靶向药物进入医保目录，降低患者的治疗费用。当然我们也相信随着全世界科学家们对此病的关注和深入研究，将有越来越多的新药开发出来，相信不久的将来攻克肺高血压不再是梦想，未来治疗肺高血压有可能就像当今治疗高血压一样治疗方便，药物低廉，效果良好。所以肺高血压患者要树立信心，坚持治疗和规范化随访，相信未来一定会更好！

〔李　江〕

81 为什么有些患者吃了药之后压力没下降，反而会上升呢？

这个问题是好多患者都曾经遇到过的问题，在服用肺高血压靶向药物一段时间后，虽然自己感觉活动耐量较以前有改善，但是心脏彩超或者右心导管却提示肺动脉压力不仅没有下降反而还升高了，因此好多患者会觉得吃药并没有什么帮助，有些患者甚至会对治疗感到绝望。其实遇到这个问题时，我们大可不必感到焦虑，因为就像我们之前在第一篇（问题8）中提到的关于肺动脉压力，肺血流量，肺血管阻力之间的关系一样，在这里我们再说一下。

肺动脉压力=肺血管阻力×右心室排血量，在这里右心室心排血量代表着我们的活动耐量，心排血量越高，活动耐量就越好；心排血量越低，那么也就意味着活动耐量变差了。当患者诊断为肺高血压，医生会给予规范的药物治疗，治疗后如果患者活动耐量增加了，通常就意味着肺血管阻力有所下降、右心室心排血量增加，大多数的情况下，肺动脉的压力也会有所下降；但是如果肺血管阻力下降幅度没有右心室心排血量增加幅度大，那么总体上来看肺动脉压力可能还会有所增加，但是这个时候实际上患者通过药物治疗，症状明显好了很多，是个好的现象。所以在临床上，如果患者自觉症状明显改善，即使看到心脏彩超提示肺动脉压力不降反升，并非是病情加重了。要记住医生评估病情严重程度的指标并不是肺动脉压力而是右心功能，肺血管阻力反映的是肺血管病变的严重程度。所以，这也就是为什么我们强调定期除了复查心脏彩超肺动脉压力外，还要评估右心功能，必要时还需要复查右心导管的原因。

〔罗　俊〕

82

肺高血压的治疗分哪几部分？

根据 WHO 最新的有关肺高血压指南更新（2018），目前肺高血压的治疗分三大部分。

（1）一般治疗：其中包括康复和运动训练、社会心理支持、避孕建议和疫苗、出行建议等；基础的支持治疗包括吸氧、利尿、地高辛和抗凝血、铁剂等治疗；转诊中心；急性血管扩张试验阳性者长期的钙拮抗药治疗。

（2）靶向药物的治疗：包括钙拮抗药治疗（硝苯地平、地尔硫䓬；但只适合于急性肺血管扩张试验阳性的患者）；内皮素受体拮抗药（波生坦、安立生坦、马西替坦）；5 型磷酸二酯酶抑制药（西地那非、伐地拉非、他达拉非）；前列环素类药物（依前列醇、伊洛前列素、曲前列环素等）；可溶性鸟苷酸环化酶激动药（sGC 激动药如利奥西呱）。根据肺高血压患者的危险分层选择治疗策略，目标为低危状态。除极少数患有者单药治疗外，低中危可应用初始的联合药物选择，高危患者建议使用包括静脉前列环素内的三联靶向药物治疗。

（3）手术治疗：联合治疗的临床效果不满意，可考选择房间隔球囊造瘘、肺移植或心肺移植等手术治疗，慢性血栓栓塞性肺高血压患者还可采用肺动脉内膜剥脱术和改良的经皮肺动脉球囊扩张术。

〔李　江〕

83

肺高血压的基础治疗具体有哪些？

肺高血压的基础治疗方法（又称传统治疗）主要包括以下一些措施：

（1）吸氧：通过鼻导管和面罩吸氧可以缓解伴有低氧血症患者的缺氧相关症状，使脑缺氧和体力状态有所改善；对于血氧饱和度小于 90% 或动脉血氧分压小于 60 mmHg 患者推荐吸氧，使血氧饱和度大于 92%。

（2）地高辛：有助于心脏更有效地输出血液维持心脏功能，对于右心明显扩大、出现心率快的心房颤动和心房扑动患者更适宜。

（3）口服抗凝血药：特发性肺动脉高压、遗传性肺动脉高压和减肥药相关肺动脉高压如无抗凝血禁忌都要考虑长期的抗凝血治疗，是为了减少和预防肺血管中出现血凝块，慢性血栓栓塞性肺高血压（CTEPH）患者需终生抗凝，对于合并矛盾性栓塞的艾森门格综合征以及合并肺动脉原位血栓形成的患者也需酌情抗凝治疗。除此之外其他的类型肺高血压患者无须抗凝治疗。

（4）利尿药：用于减少身体中的液体积聚，减轻脚、踝和腿部的水肿，但对于血压偏低的患者，应谨慎使用，利尿时应监测肾功能和血生化指标以防止电解质紊乱和血容量不足引起的肾前性肾功能不全。

（5）多巴胺/多巴酚丁胺/去甲肾上腺素：帮助晚期患者的心脏工作，增加心排血量和维持体循环血压。

（6）铁剂：缺铁在肺高血压患者中较为普遍，其可使肺高血压患者运动耐量下降，病死率增加。铁缺乏者可考虑铁替代治疗，推荐静脉注射铁剂。

〔李 江〕

84 哪些肺高血压患者需要长期吸氧？

人每时每刻都在呼吸，正常的呼吸功能可以充分地摄入氧气和排出二氧化碳，从而保证新陈代谢以及各种生命活动的正常进行。正常情况下静脉血（氧饱和度为72%～75%）流经肺毛细血管时与肺泡的气体进行交换（主要是摄入氧气、排出二氧化碳）从而变成动脉血（氧饱和度为95%～100%），而对于先天性心脏病（简称先心病）合并肺动脉高压患者随着肺动脉压力的逐渐升高，右心功能在经过早期的代偿之后逐渐出现衰竭，这样从右心泵入肺动脉的血液减少甚至静脉血未经过氧合直接通过肺部的解剖分流（动静脉直接相通）、房间隔缺损、室间隔缺损、动脉导管未闭直接进入左心系统，导致动脉血氧饱和度的下降，这就是为什么很多肺高压患者在活动后可见明显嘴唇、指（趾）、甲床明显紫绀，可能轻微活动或静息状态下也会出现发绀，如果患者用血氧仪测量自己血氧时会发现血氧饱和度低于90%甚至更低，此时往往提示病情较重。但是部分患者血氧饱和度较低也可能不出现发绀，主要是其血红蛋白浓度较低所致。因此不能轻易的以是否发绀来评估病情的严重程度，而且特发性肺动脉高压患者尽管病情很重但往往无发绀。那么是不是患者一旦诊断有肺动脉高压就应该吸氧？或者觉得自己血氧比正常人低就应该吸氧呢？有研究表明常规吸氧并不能改善肺动脉高压患者的病程，但是对于 PaO_2（氧分压）低于 60 mmHg 或动脉血氧饱和度低于 90％的患者建议进行常规氧疗且每天＞15 小时。当 PaO_2 低于 60 mmHg 时，血氧饱和度往往较低了，而且 PaO_2 这个数值需通过抽取动脉血做血气分析才能检查出来，相对比较麻烦。通常患者只需知道氧饱和度即可，血氧饱和度可以通过市场上购买的便携式血氧仪直接测得。事实上当血氧饱和度在 90％～95％时，人体细胞具有一定的代偿功能，能够进行代偿，但是当血氧饱和度低于 90％时，细胞摄取的氧气明显减少，细胞代谢就会出现障碍，这也是很多患者到了晚期虽然营养很好但依然很消瘦而且很容易疲劳，可能与细胞可利用的氧气减少有关，因此对于这部分患者吸氧可以改善其症状。

〔唐　毅〕

85 肺高血压患者怎样的运动才算合适？

肺高血压患者经常问：我们可以运动吗？怎么运动才合适？对于重度的肺高血压患者（心功能Ⅲ～Ⅳ级）我们建议多休息，避免运动训练。对于肺高血压患者由于运动后肺动脉压力会逐渐升高，肺泡的血流灌注量会逐渐减少，导致肺通气血流比例失调，进而会出现呼吸困难等相关临床症状；而右心室压力过高和右室扩张会引起室间隔移位，导致随着肺静脉回流到左心房的血液减少，出现左心室舒张充盈受限，继而左心室心排血量和组织氧供减少，引起肌肉功能障碍，尤其是骨骼肌会出现收缩障碍、肌肉毛细血管密度减少等改变，导致患者出现乏力等相关临床症状。然而近 10 余年国外多项研究都表明对于轻中度肺高血压患者来说适量运动可以考虑，合理的运动训练可改善患者心脏功能，提高患者运动耐量，改善生活质量。运动康复训练是指利用器械、徒手或患者自身力量，通过某些运动方式（主动或被动运动等），使患者获得全身或局部运动功能、感觉功能恢复的训练方法。运动的益处是肯定的，但运动疗法潜在的副作用也应引起重视，不同的患者训练的方法不一样，需要有专业的康复医生制订适合的康复计划。

近几年国内外医学界开始研究将运动疗法融入到各类肺高血压患者的康复治疗的可行性和疗效中。现在流行的观点认为运动训练是一种很好的辅助治疗手段。目前肺高血压患者的康复与运动训练研究仍处于初期阶段，尤其在国内还缺乏对最佳运动康复方法、训练强度以及持续时间的具体统一的处方，针对患者的运动指导也显得不足。本书参考《中国肺高血压诊断和治疗指南 2018》，建议病情相对稳定的患者应进行适度运动和康复训练，有助于提高运动耐量、心肺功能和改善生活质量。建议在有经验的心脏或呼吸病中心接受康复训练，运动以不引起明显气短、眩晕、胸痛为宜。

〔陈静远〕

86 肺高血压患者是否应该注射疫苗预防感染？

肺高血压患者因为其肺血管和呼吸道的复杂病变情况，会比普通人容易发生感染，并且感染可导致肺高血压患者病情加重，所以我国以及国际上的指南均推荐在秋冬交替季节接种流感疫苗和肺炎链球菌疫苗，降低患者肺部感染发生风险。此外，推荐家人也最好接种疫苗，避免家人作为传播途径。还要注意外出要戴口罩，不要到人多拥挤的地方，保持卫生勤洗手等。

〔陈静远〕

87 肺高血压患者是否应该定期进行心理咨询？

肺高血压患者可能大多数都没有接受过心理支持治疗，有些患者甚至会有抵触心理，认为心理支持治疗无关紧要，其实不然。从卫生经济学来看，肺高血压是一种对患者及其家属的经济、心理、情感和精神功能有重大影响的疾病。随着病情的加重以及对药物治疗效果的不满意，患者可能经常会出现抑郁和焦虑的症状，如情绪低落，惊恐紧张，出现胃部不适，感到疲劳等症状，这些症状对治疗的依从性产生负面影响，有些患者可能出现拒绝服药，不听从医生的建议等现象，这些都是不利于患者自身治疗和康复的。为了应对以上情况的发生，一方面医生应该时常关心患者，经常使用筛选问题或问卷来检测患者的精神心理状态，一旦发现患者有这些症状，建议患者去专科医生处进行心理疏导，必要时在专科医生指导下进行药物治疗。另一方面患者平时要适当放松，多参加集体活动，比如去参加肺高血压患者交流小组，多与他人分享开心时刻，与家人一起共同克服困难和焦虑，或者跟朋友多多联系，多去户外走走，放松心情。

〔罗　鹏〕

88 所有的肺高血压患者都需要补铁吗？

铁是人体红细胞里血红蛋白的主要组成成分，血红蛋白的功能是参与氧的运输和存储。当体内铁的储存不能满足正常红细胞生成的需要时称为铁缺乏。铁缺乏在肺高血压患者中很常见，其中43％的特发性肺动脉高压、46％的结缔组织疾病相关肺动脉高压和56％的艾森门格综合征患者中都报道过铁缺乏症。而且相关研究表明缺铁可能与患者运动能力下降有关，与死亡率升高也有关系，但是与贫血的存在或严重程度并没有关系。因此临床上我们应定期监测肺高血压患者的铁状态，但是某些肺高血压患者（如艾森门格综合征）会出现继发的红细胞增多症，因此单凭红细胞指数〔平均红细胞体积（MCV）、平均红细胞血红蛋白（MCH）、平均红细胞血红蛋白浓度（MCHC）〕不足以了解是否存在铁缺乏。应考虑使用如转铁蛋白、转铁蛋白饱和度、可溶性转铁蛋白受体等参数进行检测。如果发现铁缺乏，一方面应寻找引起铁缺乏的可能潜在原因。另一方面应考虑进行铁的替代治疗，治疗性铁剂可分为无机铁和有机铁；按应用途径分为口服铁和静脉铁，二者各自有其优缺点。但有相关研究表明，肺高血压患者口服铁剂，其铁吸收效果不佳，因此推荐静脉注射铁剂。

〔罗　鹏〕

89

肺高血压患者会出现哪些心律失常？该如何处理？

心律失常是肺高血压的常见并发症，尤其当肺高血压导致右心明显增大以后，或者合并电解质紊乱时容易发生。与左心疾病相比，恶性室性心律失常如室性心动过速、心室扑动和心室颤动在肺高血压患者中非常少见。肺高血压患者常见的心律失常包括心房颤动和心房扑动，同时室上性心动过速也会出现。室上性心律失常一旦发生应积极复律治疗，对于心房扑动、心房颤动发作时，常用的处理办法如下 。①普罗帕酮：5％葡萄糖 20 mL＋普罗帕酮 70 mg缓慢静脉注射，静脉注射起效后改为静脉滴注，滴速 0.5～1.0 mg/min 或口服维持；②胺碘酮：5％葡萄糖 20 mL＋胺碘酮 150 mg 缓慢静脉注射，后改为静脉滴注，以 1～1.5 mg/min 维持，6 小时后减至 0.5～1 mg/min，一天总量 1200 mg。以后逐渐减量，静脉滴注胺碘酮最好不超过 3～4 天。

药物难以复律时可考虑电复律或射频消融治疗。

〔罗 俊〕

90

是否所有肺高血压患者都需要服用华法林？

肺高血压患者由于肺血管受损，比健康人更容易形成血栓。抗凝血药（如华法林）不能直接改善肺高血压的症状，但可通过防止肺小动脉血液凝固的作用而延长患者寿命。当然，并不是所有的肺高血压患者都需要使用抗凝血药治疗，我们目前建议慢性血栓栓塞性肺高血压患者需要终生服用抗凝血药，能延长患者寿命，改善生活质量；同时，对于特发性肺动脉高压、遗传性肺动脉高压和减肥药相关肺动脉高压如无抗凝禁忌证可考虑长期抗凝治疗。而其他类型肺高血压尚无证据支持抗凝治疗，但合并矛盾性栓塞的艾森门格综合征以及合并肺动脉原位血栓形成的患者需酌情抗凝治疗。

因此，我们应该首先明确自己是哪一类肺高血压，然后再决定是否抗凝治疗。

〔罗　俊〕

91 口服华法林如何监测以及注意事项是什么？

　　肺高血压患者服用华法林治疗的目的是减少血栓的形成，但并不是完全阻断凝血过程。因此有效应用华法林应监测血液中凝血功能指标，主要指标为国际标准化比值（INR），使其达到一个有效的目标。服用华法林我们建议刚开始服用时每隔 3～5 天需抽血检测一次，后面 INR 稳定后可以把复查周期拉长，每半个月监测一次或者每个月一次。如果 INR 太低，无法有效的防止血栓形成；如果 INR 过高，出血的风险将增加，因此需要经常监测 INR。对于特发性肺动脉高压患者的 INR 的维持标准还没有共识。大多数北美国家维持在 1.5～2.5，欧洲国家的标准为 2.0～3.0。由于每个患者的病情不同，具体的目标值应遵医嘱。

　　那么我们在服用法华林时需要注意什么呢？首先要注意的就是出血的风险，在服用华法林期间如果出现皮肤青紫、牙龈出血、鼻出血、尿血、血便或黑便、呕血或肢体麻木、乏力等都应及时到医院就诊。突然出现的头痛或者比平时更加严重可能是颅内出血的征兆。生活中做一些小的改变可减少出血的风险。例如，使用更柔软一点的牙刷，选择棉的牙线，剃须刀使用电动的而不是刀片，使用剪刀或者刀时应小心，避免一些可能会引起损伤的运动（如可能会发生碰撞的运动）。

　　酒精的摄入可影响华法林的代谢，服用华法林的患者应避免饮酒，饮酒可增加出血的风险。有些食物也会影响华法林的代谢，大量摄入富含维生素 K 的食物可使国际标准化比值（INR）降低，增加了血栓形成的风险，像一些绿叶菜如菠菜、生菜、西蓝花等富含维生素 K。但是并不是说不能服用这些食物，只要保证每周摄入基本固定量的维生素 K 即可。

　　由于华法林与许多食物和药物有相互作用，因此华法林最好在晚上安排在固定时间服用。

〔罗　俊〕

哪些药物会影响华法林的作用？

我们总结了影响华法林药物作用的常用食物，如表 92-1、表 92-2 所示：

表 92-1　　　　　引起华法林抗凝增强的药物

药物名称	增加抗凝作用原因
头孢菌素：头孢孟多，头孢哌酮，头孢唑啉，头孢噻吩，头孢替坦，头孢曲松，头孢唑肟，拉氧头孢	抑制肠道菌群合成维生素 K，使维生素 K 依赖的凝血因子合成不足
大环内酯类：红霉素	抑制肝微粒体酶
其他抗菌药物：甲硝唑，氯霉素，磺胺类药，环丙沙星，氧氟沙星，诺氟沙星，四环素	
抗真菌药：氟康唑，伊曲康唑，咪康唑	抑制肝微粒体酶
非甾体抗炎药：阿司匹林等	①竞争结合血浆蛋白，使游离华法林血药浓度升高。②抑制环氧化酶，减少血小板聚集
抗心律失常药：胺碘酮，普罗帕酮	
三环类抗抑郁药	①竞争结合血浆蛋白，使游离华法林血药浓度升高。②细胞色素 P450 的抑制药
西米替丁	增加抗凝血作用
其他	
丹参，当归，维生素 E	可能增加华法林抗凝效果
乙醇	抑制肝药酶
别嘌醇	抑制华法林代谢
促蛋白合成类固醇：乙基雌烯醇，雄激素	减少凝血因子合成，增加双香豆素类抗凝血药受体亲和力
糖皮质激素	服用抗凝血药的患者合用糖皮质激素可诱发胃肠道出血
流感疫苗	可能引起出血
甲状腺素	增强华法林受体亲和力

表 92 - 2	降低华法林抗凝作用的药物
药物名称	降低抗凝作用原因
抗结核药：利福平	诱导肝微粒体酶
抗癫痫药：卡马西平，苯妥英钠	诱导肝微粒体酶
硫糖铝	吸附胃肠道中的华法林使之吸收减少
抗甲状腺药	可能降低华法林抗凝血效果

〔罗　俊〕

93

肺高血压患者何时服用利尿药？服用时要注意什么？

肺高血压患者在疾病进展时，会出现右心的功能减退，心脏会"衰竭"，这个时候往往体内的水分会停留在身体里，患者会出现腹胀，外周水肿（比如下肢）等，表现为气促。要了解自己是否有水潴留，患者在家里可以每天称体重，在穿同样多衣物的情况下如果发现在每天的同一个时间点体重有增加，如体重一天之内上升超过 1 kg，连续一周上升 3 kg，或者同时有气促加重，这个时候就说明潴留在身体里水明显多了，需要服用利尿药了。

我们目前服用的利尿药有很多类型，如氢氯噻嗪、呋塞米、托拉塞米、螺内酯、托伐普坦等，有口服的，也有静脉使用的。患者在家服用时可以单选某一种利尿药，或者联合服用，一般我们选择呋塞米＋螺内酯，或者托拉塞米＋螺内酯联合治疗。在使用利尿药的时候需要注意，首先可以每天记录一下体重的变化情况，如果体重每天在减少，那么则可以继续观察；如果体重没有明显变化甚至有升高，那么需要将利尿药加量了；另外，在服用利尿药的时候需要注意有没有电解质的紊乱如低钾，因此在服用电解质的时候可以适当口服补钾，并定期去医院复查，控制饮食也十分重要，一般来说建议低盐低脂饮食，适量限水，特别少喝汤，汤内有盐，易蓄积在体内，不利于水肿的消除。

〔罗　俊〕

94 右心衰可以使用哪些强心药？要注意什么？

右心衰的时候我们通常使用的强心药包括：

（1）地高辛：地高辛是口服的中效强心苷类药物，在右心衰时如果心率不慢（低于 70 次/min），就可以考虑使用，一天可以 1～2 次，一次半片。洋地黄类药物的治疗量和中毒量很接近，所以用药期间还应密切注意有无心悸、恶心、呕吐、视物不清等症状，有条件可抽血化验地高辛的血药浓度。随时观察有无地高辛中毒症状，如有应及时减量或停药。

（2）多巴胺或多巴酚丁胺：属于静脉使用的药物，对于血压偏低的肺高压患者效果较好，同时在使用过程中需要密切监测血压，以及心率的变化。

（3）左西孟旦：属于静脉使用的药物，为钙离子增敏药，直接与肌钙蛋白相结合，使钙离子诱导的心肌收缩所必需的心肌纤维蛋白的空间构型得以稳定，从而使心肌收缩力增加，而心率、心肌耗氧无明显变化。同时具有强力的扩血管作用，通过激活三磷酸腺苷（ATP）敏感的钾通道使血管扩张，主要使外周静脉扩张，使心脏前负荷降低，对治疗心力衰竭有利。因此在使用过程中需监测患者的血压，心率的变化情况。

（4）氨力龙、米力龙：为磷酸二酯酶抑制药，目前氨力农因为副作用较大，临床上已较少使用。米力农常以静脉使用为主。静脉注射：负荷量 25～75 μg/kg，5～10 分钟缓慢静脉注射，以后每分钟 0.25～1.0 μg/kg 维持。每天最大剂量不超过 1.13 mg/kg。主要不良反应包括头痛、室性心律失常、无力、血小板计数减少等。过量时可有低血压、心动过速。长期口服因副作用大，可导致远期死亡率升高，已不再应用。

〔罗　俊〕

95

肺高血压治疗常用的升压药有哪些？临床如何使用？

肺高血压右心衰的患者常常并发低血压，在使用利尿药降低容量负荷，肺血管扩张药降低后负荷，在多巴酚丁胺、米力农、地高辛等强心药仍不能维持血压的情况下，为了维持足够的灌注有使用兼有正性肌力和血管扩张药物的必要。

目前比较不同血管活性药物预后的研究有限，在明显低血压（SBP<80～90 mmHg）的情况下，鉴于 α 受体激动药固有的正性肌力特性和剂量依赖的血管加压作用，多巴胺、去甲肾上腺素和肾上腺素是很好的增强心肌收缩力、升高血压的药物。钙增敏药左西孟旦可产生剂量依赖性，增加心每搏输出量和心指数，同时还可降低肺毛细血管楔压和肺动脉压，治疗肺动脉高压患者时具有有益血流动力学效应，且具有很好的安全性，药物效应可持续1周。

常见药物的用法用量如下：

（1）多巴胺：持续静脉泵入，2～10 μg/kg，根据血压调整剂量，注意心率。

（2）去甲肾上腺素：持续静脉泵入，2～4 μg/min，根据血压调整剂量。

（3）左西孟旦：首剂 12 μg/kg 静脉注射（>10 分钟），继以 0.1 μg/(kg·min)静脉滴注，可酌情减半或加倍。对于收缩压<100 mmHg 的患者，不需负荷剂量，可直接用维持剂量，防止发生低血压。应用时需监测血压和心电图，避免血压过低和心律失常的发生；可每周一次重复使用。

此外，对于外周血管扩张引起的顽固性低血压对以上治疗无效的病例，可能需要使用更纯粹的血管加压素如精氨酸加压素，精氨酸加压素引起外周血管收缩，对 PVR 的影响较小，并且通过选择性收缩出球微小动脉支持肾小球滤过，具有有益的作用，且可以改善冠状动脉灌注和降低右心室心肌缺血的风险，但不宜长期使用。

〔熊贤良〕

可以使用抗高血压药来治疗肺高血压吗？血管紧张素转换酶抑制药和血管紧张素Ⅱ受体拮抗药、硝酸酯类、β受体阻滞药可以用吗？

临床上常用的抗高血压药主要有血管紧张素转换酶抑制药（ACEI）、血管紧张素Ⅱ受体阻滞药（ARB）、β受体阻滞药、利尿药、钙通道阻滞药（CCB）等。其实，除了利尿药，其他的药物目前都不推荐用于肺高血压。

β受体拮抗药有选择性、非选择性和兼有α受体的拮抗作用三类药，该类药物可以通过抑制中枢和外周的肾素-血管紧张素-醛固酮系统，抑制心肌收缩力和减慢心率从而发挥降低动脉血压的作用，可用于治疗心力衰竭、冠心病等疾病，其临床上常用的有美托洛尔、普萘洛尔、比索洛尔、卡维地洛等药物，虽然其可以治疗我们平时常见的高血压，但是由于肺高血压与高血压其病因、发病机制不完全一样，因此β受体拮抗药并不能减低肺动脉的压力，相反，由于其可降低主动脉的压力以及抑制左心室心肌的收缩力，而肺动脉的压力无明显改变，对于有右向左分流或双向分流的先心病患者，反而会增加右向左分流，导致缺氧加重；同时肺高压患者的动脉血压常较低，降压会促使患者动脉血压进一步降低从而出现晕厥、乏力、胸痛等不良反应，因此一般情况下，肺高血压患者不建议使用β受体拮抗药。

ACEI类药物如依那普利、培哚普利、雷米普利，主要通过抑制循环和组织中的血管紧张素转换酶，从而减少血液中的血管紧张素Ⅱ生成、降低动脉血压，ARB类药物如氯沙坦、厄贝沙坦、缬沙坦、替米沙坦，则是直接抑制血管紧张素Ⅱ生成，从而降低动脉血压，这两类也可用于心力衰竭、冠心病等疾病的治疗。而对于肺动脉高压导致右心衰的患者，尽管有少部分临床试验证实在部分患者能改善临床症状，但在目前尚无大规模临床试验证明其确实可以改善预后，因此我们也不推荐常规使用。综上所述，肺高血压患者不建议使用ACEI、ARB、β受体阻滞药等，除非合并相关疾病如高血压、冠心病或左心衰等。

关于利尿药，对于有右心衰和液体潴留征象的肺动脉高压患者，推荐使用利尿药治疗；关于 CCB，目前认为只有急性肺血管扩张试验阳性的肺动脉高压患者可单独使用 CCB 治疗。

〔罗　鹏〕

97 肺高血压合并右心衰患者的处理原则有哪些？

肺高血压患者合并右心衰提示病情进展晚期，预后不佳，对于这一类的患者，建议转诊至专业的肺高血压中心进行治疗。目前总体处理原则包括以下几个方面：

（1）处理诱发因素，加强监护：①尽量转至专业的肺血管中心监测包括生命体征、尿量、中心静脉压、中心静脉血氧饱和度及血乳酸水平，必要时放置右心导管；②处理诱发因素如感染、贫血、心律失常等；排除合并症如肺栓塞、心肌梗死等。

（2）优化液体管理：容量超负荷既是心力衰竭的结果，也是心力衰竭恶化的诱因。患者体内液体总量增加，分布异常，组织间隙甚至细胞内水分增加，但循环血容量减少。必须去除水钠潴留以阻断恶性循环。①控制出入水量。重症患者每天控制入量 1500 mL，严重者甚至在 1000～1200 mL 以内。严密监测出入量、体重、腹围及肾功能、电解质、尿常规等，避免过度利尿。②容量超负荷时静脉应用利尿药。利尿过程中需要注意患者的血压、白蛋白情况，必要时可以使用升压药及静脉补充白蛋白；但需要注意过度应用袢利尿药，可能导致循环血容量快速下降，引起肾灌注不足，加重水钠潴留，同时有引起肾功能恶化可能；对于袢利尿药效果不佳或合并有低钠血症的患者，可考虑托伐普坦等血管加压素 V_2 受体拮抗药。③利尿效果差时行肾脏替代。④中心静脉压降低时谨慎补充血容量，避免过量补液。

（3）增加心排血量，维持血压及器官灌注：右心衰患者根据病情可以选择血管活性药及正性肌力药。右心衰首选多巴酚丁胺；合并严重低血压患者可使用多巴胺，也可应用去甲肾上腺素维持血压，增加左心室后负荷使室间隔右移，增加左室充盈量；但大剂量可能增加肺血管阻力需要适当减量。左西孟旦和米力农于右心衰患者也有很好的疗效及安全性。右心衰患者禁用硝普钠、硝酸甘油、硝酸酯类等药物。

（4）降低右心室后负荷：心功能Ⅳ级患者建议静脉应用肺动脉高压靶向药物治疗，首选前列环素类药物，可以联用其他靶向药物。

（5）循环支持，考虑肺移植：对于血压血氧不稳定的重症肺高血压患者，必要时可采取气管内插管、体外膜肺支持疗法（ECMO）等支持治疗，若条件允许可考虑房间隔造口，并积极完善肺移植相关准备。

〔熊贤良〕

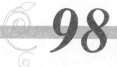

98 哪些肺动脉高压患者可以服用钙拮抗药？

对急性血管扩张试验反应良好的特发性、遗传性和药物引起的肺动脉高压患者方可建议采用高剂量钙拮抗药治疗。急性血管扩张药物试验反应良好的标准，即阳性标准：①患者平均肺动脉压力下降到 40 mmHg 之内；②平均肺动脉压力下降幅度超过 20%（10 mmHg）；③心排血量不变或者增加。以上 3 项标准必须同时满足，才可诊断为急性血管扩张试验阳性。急性血管扩张试验阳性提示患者小肺动脉处于痉挛状态，钙拮抗药可以解除其痉挛，因此疗效显著。更重要的是，这类口服药物为临床上较常见的降血压药，相对其他昂贵的靶向药物在市面上可谓相当便宜。

临床上常推荐使用的钙拮抗药有长效的硝苯地平、氨氯地平、地尔硫䓬等，不同患者对药物的反应性不同。由于钙拮抗药为血管扩张药物，有的还能抑制心肌收缩力，不仅能降低肺动脉压力，也能降低体动脉的压力（即血压）。通常情况下肺动脉高压患者由于左心被挤压，心排血量减少从而导致血压偏低，这时如果口服钙拮抗药过量，容易导致血压下降，从而出现头晕、四肢冰冷、尿少等情况，因此服用钙拮抗药期间要监测血压、心率等。

钙拮抗药如硝苯地平、地尔硫䓬剂量通常较大。例如，硝苯地平每天剂量为 120～240 mg，地尔硫䓬为 240～720 mg，氨氯地平最大至 20 mg，使用时一般从小剂量起始，逐渐加大至最大耐受剂量。后来发现其仅对大约20%的患者有效，且大剂量时副作用明显增加，如体循环血压下降、心功能衰竭加重、诱发肺水肿等，因为只有阳性患者才能从中获益，不然只会加重病情，甚至出现明显的药物不良反应如多毛，体循环血压下降导致头晕、头痛、水肿（扩张全身血管引起）、心慌（硝苯地平可使心跳增快，而地尔硫 䓬可使心率减慢等）、烧心（常松弛食管导致胃酸反流）等。

使用 3~4 个月后还应再次行急性肺血管扩张试验重新评价患者对该药物是否依然敏感，进行密切随访再评估。只有心功能稳定在 Ⅰ 和 Ⅱ 级且肺动脉压力降至正常或接近正常情况下才能继续使用。国外研究表明，初次急性血管扩张药物试验阳性患者中仅有约 54% 能够从钙拮抗药治疗中长期获益，约有 46% 的患者则变为阴性。对于肺血管扩张试验无反应的患者，不建议应用大剂量的钙拮抗药，除非有其他指征建议使用标准剂量（如雷诺综合征）。对于 WHO 心功能 Ⅲ 级或 Ⅳ 级或采用高剂量钙拮抗药后无血流动力学改善（或接近正常）的患者建议采用特定的靶向药物治疗。

〔宋　洁〕

99 什么是肺动脉高压的靶向治疗？常见的靶向药物有哪些？

通常情况下，肺高血压中的第 1 类（肺动脉高压）才使用靶向药物，这一类疾病的发生发展过程与肺血管结构和/或功能异常（即肺血管重构）密切相关。针对肺动脉高压发生发展的药物治疗统称靶向治疗，如抑制肺动脉收缩、促使肺动脉舒张和改善重塑等。到目前为止肺动脉高压的发病机制尚未完全阐明，但内皮素通路、前列环素通路、一氧化氮通路是目前参与了肺动脉高压的发生发展的三大途径，针对这三大通路的药物也是当前主要的治疗肺动脉高压的药物。①作用内皮素通路的药物主要有内皮素受体拮抗药（波生坦、安立生坦、马昔腾坦）；②作用于一氧化氮通路的药物有吸入的一氧化氮、5 型磷酸二酯酶抑制药（西地那非、伐地那非、他达拉非）和可溶性鸟苷酸环化酶激动药（如利奥西呱）；③前列环素类药物（依前列醇、伊洛前列素、贝前列腺素钠、曲前列环素等）和 IP 受体激动药（司来帕格）等。目前有证据显示对于第 4 类的肺高血压——慢性血栓栓塞性肺高血压部分靶向药物治疗有效，如波生坦、利奥西呱等。

〔李　江〕

100

内皮素受体拮抗药如何起作用？

内皮素-1被认为是最强收缩血管的物质之一，主要由人体内的内皮细胞分泌释放。在各种刺激条件下如低氧、激素、生长因子、细胞因子及血流和压力条件都可以诱导产生。内皮素-1能促进细胞分裂及血管生成，它也被认为是促炎因子，即参与血管的纤维化和各种炎症致病机制，促进血管平滑肌细胞的增生和成纤维细胞肥大增生。这也是肺动脉高压病理演变中的重要机制。

内皮素-1通过结合被称为内皮素A受体和内皮素B受体的两种不同机制发挥生理作用。两种受体又各存在不同的信号传输位点，通过激活A或B受体，能够引起不同的后续化学反应发挥作用。其中A受体主要表达在血管平滑肌细胞，与内皮素-1亲和力最强，而B受体表达在内皮细胞和血管床平滑肌细胞，结合血管平滑肌细胞A受体和/或B受体均能引起血管收缩，导致肺血管压力升高。相反，结合血管内皮细胞上的B受体，产生血管舒张物质如NO、前列素 I_2，从而扩张血管导致血管压力下降。

在野百合碱和低氧肺动脉高压动物模型中，大鼠肺组织和右心房内皮素水平升高且血液循环中内皮素-1水平增加，这提示肺是内皮素-1产生的主要部位。阻断内皮素A受体能减轻肺动脉增厚右心室肥大，减低右心室收缩压。肺动脉高压患者循环和肺组织内皮素-1水平升高，且升高的水平与右心房压力、肺血管阻力增加程度及肺动脉血氧饱和度降低程度相关，甚至与肺动脉高压患者的死亡率相关。内皮素受体拮抗药通过阻断内皮素-内皮素受体信号传导发挥治疗肺动脉高压的作用。

〔宋 洁〕

101

内皮素受体拮抗药有哪些？服用此类药物要注意什么？

波生坦（全可利）是口服靶向治疗肺动脉高压的首个双重内皮素A和内皮素B受体拮抗药。2006年在中国批准上市，波生坦在我国被批准用于治疗心功能Ⅱ~Ⅳ级的 PAH。其临床研究的证据主要来自 BREATHE 系列研究，治疗组患者心功能和呼吸困难得到有效改善，且疾病恶化时间推迟。同时，也有剂量相关的肝脏转氨酶升高 3 例（2％）波生坦组患者因剂量相关肝功能异常（转氨酶大于 8 倍正常上限）而停药。关于心功能Ⅱ级肺动脉高压患者的研究证据来自 EARLY 研究，该研究入选 185 例特发性、家族性、HIV 感染相关性、食欲抑制药、先天性心脏病和结缔组织病相关性肺动脉高压患者，随机接受波生坦或安慰剂治疗 6 个月。波生坦组肺血管阻力下降的程度和 NT-proBNP 的降低（表示心功能衰竭程度）都很显著。其他血流动力学和临床恶化时间也明显改善。后续的研究中平均随访(2.1±0.5)年，结果显示1、2、3 年生存率在特发性肺动脉高压患者中分别为 96％、89％和 86％。

大量临床试验表明波生坦可以改善血流动力学指标、运动耐量、心功能分级，且减少肺动脉高压患者的临床恶化事件发生率，延长临床开始恶化的时间。服药初始剂量为 62.5 mg，每天 1 次，每次 1 片，持续 4 周后增至维持剂量 125 mg，即每天 2 次，每次 1 片。体重小于 40 kg 的患者，初始剂量和维持剂量推荐均为 62.5 mg。波生坦是口服磺胺类双重 ET-1 受体拮抗药。健康成人中终末清除半衰期约 5 小时，生物利用度约为 50％，几乎不受食物影响，3~5 小时后达到峰值血浆浓度，3~5 天后达到稳定状态，小于 3％的药物由肾脏排出。中或重度肝功能异常和/或转氨酶大于 3 倍正常上限的PAH 患者应避免使用。严重的肾脏损害［Ccr 15~30 mL/min)］和轻度肝脏损害（肝硬化 Child-Pugh A 级）不会影响波生坦代谢，因此无需调整剂量。不同性别、年龄或种族也无需调整剂量。与西地那非合用可使波生坦的生物利用度增加 50％。其他与波生坦作用的药物包括华法林、他汀类、环孢素、格列本脲、酮康唑和激素类避孕药。地高辛、尼莫地平、氯沙坦对该药血浆浓度没有影响。

波生坦常见的不良反应包括头痛、面红、下肢水肿和肝功能异常，其中最受关注的是肝酶升高。其中肝功能异常的机制可能和波生坦及其代谢产物对胆盐输出泵的抑制有关。尽管这些是可逆性反应，但常会导致波生坦的用药依从性减退而退出试验。因此服药过程中每月必须监测肝功能，加量时每两周须监测。

安立生坦（凡瑞克）是一种丙酸类内皮素 A 受体拮抗药。它对内皮素 A受体亲和力比内皮素 B 受体大于 4000∶1，且特异性高；半衰期为 9~15 小时；口服生物利用度高，约 90％，不易受食物影响，口服给药后 1.7~3.3

小时达到最大血浆浓度。每天 1 次口服 3～4 天后可达到稳定状态，安立生坦主要由通过氧化还原反应及葡萄糖醛酸化代谢，对 CYP450 系统影响较小。现已被批准用于 WHO 心功能 Ⅱ 和 Ⅲ 级的肺动脉高压患者，推荐剂量为初始剂量 5 mg，每天 1 次，耐受没有明显不良反应后可改为 10 mg，每天 1 次。安立生坦可安全地与西地那非联合应用治疗肺动脉高压。其主要临床研究证据来自 ARIES-1、ARIES-2 研究，入组共 393 例特发性肺动脉高压或结缔组织病相关性肺动脉高压患者。与安慰剂对照，安立生坦 2.5 mg、5 mg 或 10 mg 治疗组六分钟步行距离延长 31～59 m，其中 280 例患者完成 48 周单药治疗后 6 分钟步行距离提高 39 m，6 分钟步行距离的改善在心功能 Ⅱ 级和 Ⅲ 级的患者中尤为显著。症状改善体现在心功能分级、Borg 呼吸困难指数这两项指标中，没有患者在治疗中出现肝脏转氨酶大于正常上限的 3 倍。

安立生坦最常见的不良反应为周围性水肿、鼻充血，头痛，与体循环血管扩张相关。其他不良反应有鼻窦炎、鼻咽炎、心悸、呼吸困难、面红、腹痛、便秘。研究中没有患者服药后转氨酶大于正常上限的 3 倍。因服用波生坦治疗肝酶升高而停药的患者中使用安立生坦没有致明显肝功能损害，提示安立生坦能够成为服用波生坦停药后肺动脉高压患者的治疗选择。

马昔腾坦（傲朴舒）是一种新型口服起效的非肽类双重内皮素受体拮药。在人类细胞学实验中的研究表明，马昔腾坦竞争性抑制受体的能力较其他内皮素受体阻滞药更强，这一特性更有利于无法结合内皮素受体的内皮素-1 迅速降解。另外该药有别于其他同类内皮素受体阻滞药的特点为：脂质亲和力更强，能更有效穿透细胞膜脂质双层，进而对组织深处内皮素起拮抗作用，故它的组织靶向特异性结合能力更强，进而疗效更显著，并且马昔腾坦较波生坦在肺组织中分布更广。在体药效学研究中，监测血浆内皮素-1 水平验证了相同药效时，马昔腾坦剂量仅为波生坦的 1/10。健康成人口服马昔腾坦的达峰时间为 4～12 小时，食物对吸收无明显影响，半衰期为 14.3～18.5 小时。口服剂量为 10 mg，每天 1 次。与环孢素和利福平合用可安全耐受且与环孢素无明显药物间相互作用。因其代谢产物与胆盐输出泵抑制无临床相关性，马昔腾坦及代谢产物对肝脏转氨酶升高影响较小。其 Ⅲ 期临床研究为 SERAPHIN 研究，是多中心、安慰剂对照证实马昔腾坦对肺动脉高压治疗效果的长期（2 年）随访研究，受试患者来自 39 个国家共 742 例，2013 年 8 月在著名的《新英格兰医学杂志》发表研究结果，显示马昔腾坦可显著延缓肺动脉高压患者到达临床恶化进程，并能改善患者心功能分级、活动耐量和血流动力学指标。且与单药治疗相比，序贯联合马昔腾坦治疗可显著降低肺动脉高压患者恶化或死亡风险。马昔腾坦不良反应包括头痛、支气管炎、鼻咽炎、液体潴留，严重不良反应为贫血，需严密监测血常规，无需每月常规监测肝功能。

需要特别指出的是，因其对胎儿的致畸作用，所有内皮素受体阻滞药均对妊娠妇女禁用。

〔宋　洁〕

102 一氧化氮可用来治疗肺高血压吗？

一氧化氮（NO）是由内皮细胞产生的，其是体内 L-精氨酸（L-arg）的末端胍基氮原子通过 NO 合成酶催化而成的。NO 分子很小，而且具有很强的脂溶性，所以很快扩散进入平滑肌细胞，血管周围的平滑肌细胞接收信号后产生舒张反应，使血管扩张，最终导致血压的下降。NO 在心血管系统中发挥作用的可能机制是通过提高细胞中鸟苷酸环化酶（guanylate cyclase, GC）的活性，促进磷酸鸟苷环化产生环磷酸鸟苷（guanosine $3'$, $5'$-cyclic monophosphate cGMP），使细胞内 cGMP 水平增高，继而激活依赖 cGMP 的蛋白激酶对心肌肌钙蛋白 I 的磷酸化作用加强，肌钙蛋白 C 对 Ca^{2+} 的亲和性下降，肌细胞膜上 K^+ 通道活性也下降，cGMP 的蛋白激酶增强，从而导致血管舒张。由于它同时也会很快渗透出细胞膜扩散进入血液，进入血小板细胞，使血小板活性降低，抑制其凝集和向血管内皮的黏附，从而防止血栓的形成，防止动脉粥样硬化的发生。NO 半衰期极短，仅 3～5 分钟，进入体内后迅速转化为亚硝酸盐和硝酸盐，所以吸入 NO 可选择性扩张肺血管，明显降低肺动脉压力和肺循环的阻力，改善肺血流/通气比，而不影响肺循环的压力和阻力。吸入 NO 治疗肺动脉高压选择性高，起效快，但缺点是作用时间短，只有数分钟，而且还有潜在的毒性。NO 对新生儿持续肺高压的控制效果显著。但 NO 通常需要气管内插管和借助呼吸机，操作复杂价格昂贵，应用受到极大的限制。

〔宋　洁〕

5 型磷酸二酯酶抑制药有哪些药物?

肺血管内含大量 5 型磷酸二酯酶（PDE5），该酶是环磷酸鸟苷的降解酶，抑制 PDE5 能够通过激活 NO/cGMP 信号通路扩张肺血管，进而减轻肺血管阻力而治疗肺动脉高压。PDE5 抑制药为选择性作用于治疗勃起功能障碍和肺动脉高压的治疗。目前上市的主要有西地那非、伐地那非和他达拉非三种制剂，虽然这三种制剂均具有抑制血管重塑和增强血管舒张作用，但作用对象存在一些差别。西地那非除抑制 PDE5 之外，对 PDE6 和 PDE1 也具有抑制作用，伐地那非也可抑制 PDE6，而他达拉非则对 PDE11 具有抑制作用。西地那非、伐地那非、他达拉非服用后引起肺血管舒张的最大效应时间分别为 60 分钟，40～45 分钟和 75～90 分钟，因此他们的服药频次也因此有所差异。西地那非和伐地那非的作用时间约 4 小时，而他达拉非作用时间可长达 17.5 小时，即他达拉非是一种长效的药物。

西地那非（万艾可，俗称伟哥）为辉瑞公司于 1989 年成功研制出，起初的用途是为了治疗心血管疾病，1993 年研究结果显示该药的半衰期相对较短（4 小时）且于硝酸酯类（如硝酸甘油）有相互作用，因此该药在治疗心血管类疾病中的适应症并未得到肯定。然而，1994 年在两例临床报道中显示西地那非治疗勃起功能障碍有显著疗效，随后在大量患者中证实治疗勃起功能障碍有效而获得美国食品药品监督管理（FDA）局及欧洲药品评价局的审批，商品名为万艾可。而对于肺高血压的患者而言，令人振奋的是同年 Sanchez 发现肺动脉高压的患者肺内存在 PDE5 表达上调，随后辉瑞公司率先展开静脉应用西地那非治疗肺动脉高压的对照研究，其中有 80 余例肺动脉高压患者从中获益，肺动脉压力及肺血管阻力均显著下降。紧接着在评价西地那非治疗肺动脉高压的Ⅲ期临床试验（SUPER-1）中，肺动脉高压的患者运动耐量、6 分钟步行距离、心功能和血流动力学参数都获得显著改善。因在此基础上，西地那非获准在美国和欧洲用来治疗肺动脉高压，SUPER-2 研究显示西地那非单药治疗 3 年后 60% 的患者病情稳定。多年来大量临床研究均证实了西地那非改善肺动脉高压患者症状，安全及耐受性良好。使用方法为治疗起始剂量推荐 50 mg 或 25 mg，每天 2 次，如果患者能耐受且效果不理想，可建议在此基础上增加剂量。另外，目前尚不推荐西地那非与其他血管扩张药联合应用。常见的不良反应主要为，因血管扩张作用引起的头痛、面红、鼻出血，以及对 PDE-6 和 PDE-1 也具有抑制作用而引起的肌肉痛和视觉障碍。上述不良反应为剂量依赖，指的是服药量越大，副作用也越大，通常来说这些不良反应程度为轻至中度，因此大部分患者可安全适应。

伐地那非（艾力达）是 PDE5 抑制药中起效最快的，达峰浓度时间为 40～45 分钟。其临床证据主要来自我国的一项多中心随机双盲安慰剂对照试验-EVALUATION 研究，在肺动脉高压患者中使用伐地那非 5 mg 每天 2 次治疗后，肺动脉高压患者的运动耐量、血流动力学参数和心功能显著改善，延缓了临床恶化时间。因其价格比前列环素类似物（万他维）及内皮素受体拮抗药（波生坦、安立生坦等）便宜，因此临床应用前景尤其引人注目。伐地那非的推荐使用剂量为 5 mg，每天 1 次，根据能否耐受 2 周或 4 周后改为 5 mg 每天 2 次维持治疗。

他达拉非（希爱力）吸收迅速，达到峰值血液药物浓度时间为 75～90 分钟，半衰期为 17.5 小时，长于西地那非和伐地那非。是目前上市的 PDE5 抑制药中唯一的长效制剂，故可增加患者服药的依从性，使治疗效果最大化。他达拉非似乎没有任何与食物相关效应，与他达拉非作用的药物包括 α 受体阻滞药、降压药、避孕药、HIV 蛋白酶抑制药、酮康唑和硝酸酯类。一项临床随机对照试验（PHIRST）在 406 例肺动脉高压患者（53% 使用波生坦作为基础治疗）中使用 2.5 mg、10 mg、20 mg 或 40 mg 他达拉非每天 1 次治疗，可明显改善活动耐量，临床症状及血流动力学，40 mg 剂量组可延缓临床恶化时间。初试联合治疗方案中，AMBITION 研究有力地证实了他达拉非联合安立生坦两种长效肺动脉高压靶向药物联合治疗的疗效和安全性。他达拉非一天服用 10 mg 和 20 mg 是安全和耐受的，无严重的不良反应，其不良反应类似西地那非。

〔宋　洁〕

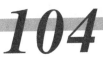

104

服用 5 型磷酸二酯酶抑制药要注意什么？

不同种类的 PDE5 抑制药的不良反应相似，均与剂量相关，可表现为头痛、眼花、脸红、鼻黏膜充血、消化功能紊乱（主要是消化不良和恶心）与肌痛，上述不良反应持续时间短且症状轻微，多呈一过性，长期应用PDE5抑制药治疗肺动脉高压是安全的。但需要注意以下几点：①须在临床专业医生指导下使用；②最近发生过脑卒中和心脏病发作、低血压或某些罕见的遗传性眼病和色素性视网膜炎患者禁用；③禁止与任何一种短效或长效硝酸酯类药物合用，因为已有西地那非与其合用引起严重低血压而导致死亡的报道；④有严重心血管疾病既往史不宜于性活动和严重肝损害患者禁用西地那非；⑤严重肾损害、阴茎异常（成角型、海绵体纤维化、纤维性海绵体炎）、易发生异常勃起的患者（镰状细胞贫血、多发性骨髓瘤、白血病）、活动性消化性溃疡和出血症患者慎用；⑥西地那非上市以来，勃起持续时间超过4小时或异常勃起的不良反应报道虽少，但勃起持续如超过4小时，应立即求医；⑦西咪替丁、红霉素、酮康唑、伊曲康唑和米贝雷地等药物能减少西地那非代谢，增加西地那非血药浓度，所以需要合用某些药物时应及时向医生进行咨询；⑧服用西地那非时应避免饮酒，因为会降低药物的效用；⑨眼科专家警告，服用西地那非可导致血压下降，但青光眼患者眼压较高，有3％~5％的人可能出现急性青光眼，可使人一夜失明，即使治好也不能恢复原来视力，所以有青光眼的患者服用西地那非应谨慎；⑩PDE5抑制药可能会加重睡眠呼吸暂停；⑪PDE5抑制药突然停用后可能出现反弹现象，所以需要逐渐减量停药；⑫有报道儿童使用PDE5抑制药治疗后出现视神经及听神经受损的情况，甚至有儿童出现不可逆的失明，所以儿童使用本药需谨慎；⑬哺乳期妇女使用本药时应避免哺乳；⑭使用PDE5抑制药过程中应避免与硝酸酯类和鸟苷酸环化酶激动药等药物合用，以免出现严重的低血压。

〔宋　洁〕

105

精氨酸可用来治疗肺高血压吗？

正常人体内肺血管压力的调节受肺血管的收缩和舒张影响，肺血管的收缩和舒张是由肺血管内皮分泌的收缩因子和舒张因子共同调控的，生理条件下两者处于平衡状态。肺高血压时肺血管内皮舒张功能就会出现受损，肺血管舒张功能的受损必将影响肺血管压力的改变。一氧化氮（NO）是主要的血管内皮舒张因子。肺高血压时肺血管内皮舒张功能受损，肺血管内皮型一氧化氮合酶（eNOS）表达下降，引起 NO 生成减少，导致血管收缩因子占优。左旋精氨酸（L-arginine，L-精氨酸）作为内皮细胞合成 NO 的前体物质，有着可以促进血管舒张，维持肺动脉压力在正常水平的作用。

目前已证实 NO 选择性扩张肺动脉而对体循环影响较小、副作用较少，因此补充外源性 NO 或其前体物质，改善血管内皮功能，是当前肺动脉高压治疗的一个重要途径。利用 L 精氨酸来治疗肺高血压成为许多学者关注的课题。在动物实验中，L-精氨酸对肺高血压的治疗作用近来已被广泛证实，但临床上应用 L-精氨酸治疗肺高血压的报道较少，虽然有研究发现口服或注射 L-精氨酸能有效减少肺高血压患者平均肺动脉压和提高患者运动耐受能力。总的来说目前尚无大规模临床试验证明其确实可以改善预后，因此我们尚不推荐常规使用。

〔罗　鹏〕

106 前列环素类药物的作用是什么？常见药物有哪些？

（1）前列环素和血栓素 A_2：前列环素/血栓素 A_2 合适的比例在维持血管活性、细胞增殖和血小板聚集中起重要作用。两者都是花生四烯酸在体内代谢的活性产物。前列环素主要由血管内皮细胞及平滑肌细胞产生，其作用于腺苷酸活化酶，从而使胞内 cAMP 含量增加，进而促进血管舒张、抑制血小板激活和聚集，并有抗平滑肌细胞增殖及抗凝作用。血栓素 A_2 主要由血小板膜产生，其功能主要是促进血管收缩、细胞有丝分裂，同时还可加速血小板的聚集。两者作用相反。有研究显示 PAH 患者体内前列环素合酶表达下降而血栓素 A_2 含量增加。导致前列环素与血栓素 A_2 的比值失调，从而使其调节血管舒缩、平滑肌细胞增殖、血小板聚集的平衡打破。此外，前列环素在缺氧环境下还能拮抗炎性介质（如 5-羟色胺、组胺）的免疫反应，保护血管内皮细胞完整，降低血管内皮通透性。其中前列环素类药物包括：

（1）依前列醇：为美国食品药品监督管理局（FDA）允许治疗 PAH 的第一个药物。依前列醇半衰期极短（3～6 分钟），在体内迅速分解，必须中心静脉导管给药。依前列醇与前列环素一样具有血管舒张、抗增殖、抗血小板聚集作用。英国肺动脉高压中心对 1997～2007 年应运依前列醇的 PAH 患者进行分析，结果显示依前列醇对 PAH 患者的心功能分级、6 分钟步行距离（6MWD）、血清 N 末端脑钠肽、社区生活质量均有所改善。另有报道 Mclaughlin 等对 162 例 PAH 患者进行静脉输注依前列醇治疗，平均跟踪观察 36.3 个月（中位数 31 个月），研究显示，经过依前列醇治疗，在 I 期评估中 115 例患者心功能分级得到明显改善从平均 3.5 级提高到 2.5（$P<0.001$），87 例患者运动持续时间有（217 ± 192）秒提高到（432 ± 282）秒（$P<0.0001$），经有心导管显示 115 例患者血流动力学有明显改善，平均心排血量（CO）由（3.14 ± 1.15）L/min 提高到（5.05 ± 2.00）L/min（$P<0.0001$），mPAP 由（61 ± 13）mmHg 下降到（53 ± 13）mmHg（$P<0.0001$），PVR 由（16.7 ± 6.4）Wood 下降到（10.02 ± 5.4）Wood（$P<0.0001$），期间 1、2、3 年的生存率分别为 87.8%、76.3%、62.8% 显著优于其预期生存率 58.9%、46.3% 和 36.4%（每一时间点 $P<0.001$）。可见依前列醇对 PAH 患者的临床症状和生存率都有明显改善。

（2）前列环素类似物：曲前列环素、伊洛前列素、贝前列素、Selexipag。由于依前列醇的用药复杂性和较高的成本，人们相继开发了可皮下注射的曲前列环素，可口服的贝前列素，可口服、吸入治疗的伊洛前列素。曲前列环素半衰期约为 2～4 小时，在室温下稳定可皮下注射，应用较为安全、方便。Simonneau G 等对 470 例 PAH 患者进行了 12 周的双盲、多中心、安慰剂对照试验，结果显示与安慰剂对比皮下注射曲前列环素患者运动耐量、6MWD、血流动力学指标、临床症状都有显著改善，且对病情较重的患者运动耐量改善更大。另有研究称 PAH 患者可安全从静脉输注依前列醇转向皮下注射曲前列环素治疗。伊洛前列素半衰期约为 15～30 分钟，是一种人工合成前列环素类似物，需雾化吸入给药。Olshewski 等对 203 例严重 PAH 患者（心功能Ⅲ～Ⅳ）经行 12 周的吸入伊洛前列素组（101 人），安慰剂组（102 人）对照研究，与实验前基数相比，吸入伊洛前列素组血流动力学指标显著改善（$P<0.001$），安慰剂组则更加恶化，而且吸入伊洛前列素组心功能分级（$P=0.03$）、呼吸困难（$P=0.015$）、生活质量（$P=0.026$）均有明显改善。有报道称吸入伊洛前列素对波生坦难治性肺动脉高压也有效。一般建议伊洛前列素吸入量为 5～20 μg，每天 6～9 次。雾化给药的方式使其可直接作用于肺部，减少了药物剂量和副作用。贝前列素是可以口服的前

列环素类似物，空腹给药后 30 分钟达浓度峰值，口服给药半衰期约 40 分钟。Galièn 等对 130 例 PAH 患者经行 12 周随机、双盲、安慰剂对照实验研究，结果示与安慰剂组相比，贝前列素组患者运动量、生活质量都有明显改善，但血流动力学指标和心功能分级无明显改善。Selexipag 是近年上市的新型选择性前列环素受体激动药，其经酶水解产生长效的活性代谢物能够高选择性地结合人前列环素受体，扩张血管的效应明显强于贝前列素或伊洛前列素，临床试验显示 Selexipag 治疗 17 周后能够显著降低肺动脉高压患者的肺血管阻力，且耐受性尚可。2019 年 Selexipag 即将在中国上市。

〔何玉虎〕

107 前列环素类药物常见副作用有什么？如何处理？

依前列醇静脉用药的推荐初始剂量为 $1\sim2$ ng/(kg·min)，以患者对药物的不良反应及临床改善程度分步加量，以防药物过量引起的循环衰竭。静脉注射依前列醇不可突然停药，以防肺动脉高压反弹，临床症状恶化，其常见不良反应为头痛、下颌痛、颜面潮红、腹泻、骨骼肌疼痛等。中心静脉给药途径增加了患者发生感染、气栓及中心静脉导管脱位风险，因此对静脉导管的护理十分重要。研究称中心静脉导管枢纽封闭可使感染率下降。由于操作的复杂性和并发感染的风险，进行依前列醇治疗要有一定的经验。治疗成本相对较大，且长期应用患者还会产生耐药。曲前列环素半衰期为 $2\sim4$ 小时，在室温下稳定可皮下注射，应用较为安全方便。常见不良反应为注射部位疼痛（发生率约 8%），研究期间有 3 位患者出现消化道出血。伊洛前列素雾化给药的方式使其可直接作用于肺部，减少了药物剂量和副作用。常见不良反应有头痛、干咳、颜面潮红、诱发哮喘发作等。贝前列素是可以口服的前列环素类似物，使用方便，常见不良反应有头痛、颜面潮红、骨骼肌疼痛。主要与其扩张体循环血管有关。罕见的不良反应包括间质性肺炎、肝功能受损等，当发生上述反应时，应暂停用药，必要时马上就医。

〔何玉虎〕

108

肺动脉高压患者如何正确使用万他维？

万他维的通用名为吸入用伊洛前列素溶液，规格是 20 µg/支，5 支/盒。根据患者的具体情况选择 10～20 µg，用生理盐水配成 2 mL 溶液置于雾化器内吸入（若用 10 µg，加 1 mL 生理盐水，如用 20 µg，直接通 2 mL 原液即可），每天 6～9 次，为保证夜间休息，可调节白天 3 小时一次。吸入用伊洛前列素溶液是通过吸入的方式，使药物分子沉积在肺泡，直接作用于肺泡壁上的小动脉。不同的雾化器产生的分子大小不同，因此不同的雾化器对吸入用伊洛前列素溶液的治疗效果有不同的影响。为确保药物能沉积在肺泡而产生作用，建议选择厂家配套的雾化器，其雾化颗粒的直径在 3～5 µm，效果最为明显。另外，呼吸模式对吸入用伊洛前列素溶液的作用也不同，如果呼吸浅快，过多地停留在上呼吸道，进入肺泡的量就少，反而过多的药物作用于头面部血管，加重副作用（常见的为咳嗽、面色潮红、头痛、咽部干痛等）。如呼吸深快，呼出的药物也会增加，从而浪费了药品。正确的吸入方式是维持较深较慢的呼吸，吸入药物的时间控制在 8～10 分钟，这样才能充分地利用药物和减少药物的副作用。为了使药物充分被利用，最好在第一次使用前用生理盐水代替吸入用伊洛前列素溶液做吸入训练。正式第一次使用最好在医生监护下使用，以观察是否出现不适。由于特殊的原因，吸入用伊洛前列素溶液于 2015 年在中国地区退市，目前国内暂时停售。

〔李　江〕

109

瑞莫杜林如何使用才能达到最佳效果？

瑞莫杜林的通用名为曲前列尼尔，曲前列尼尔是一种在室温下相对稳定、半衰期较长的人工合成前列环素类靶向药物。曲前列尼尔有多种剂型，可通过皮下或静脉持续注射，也可通过吸入或口服给药，在我们国家目前批

让肺高血压低头

准的只有静脉及皮下的剂型。目前我国使用的曲前列尼尔的规格为 20 mg/20 mL，一般一支药物使用时间在 0.5～1 个月。

皮下给药的部位一般是在腹部以及双上肢肱三头肌处，静脉给药需要通过深静脉给药（如股静脉、锁骨下静脉、颈内静脉等），皮下及静脉注射起始剂量一般为 1.25 ng/(kg·min)，根据患者耐受程度逐渐加量，目标剂量一般为 20～80 ng/(kg·min)。研究显示，能耐受 13.8 ng/(kg·min) 以上的肺动脉高压患者其运动耐量优于耐受剂量较低的患者。

皮下注射曲前列尼尔最常见的不良反应为注射部位疼痛和消化系统症状，其次为面部潮热和头痛等。其中注射部位疼痛和消化道症状是我国患者停药的最主要原因。对出现明显不良反应的患者可考虑减缓加量速度，并适当对症治疗。临床上，我们在使用过程中，需要监测患者的血压，以及有无不良反应，如果患者血压稳定，或者没有明显不良反应，那么我们就可以慢慢增加曲前列尼尔的剂量，若能够显著增加到目标剂量，则可以达到其最好的效果。

〔罗　俊〕

110 新型的前列环素类药物有哪些？

目前随着研发的深入，新型的前列环素类药物研发越来越多，目前刚刚上市药物有 Selexipag（司来帕格），它是一种新型的、可口服、人工合成的选择性前列环素受体激动药，于 2015 年 12 月获美国食品药品监督管理局（FDA）批准，用于治疗第一大类肺动脉高压，包括特发性、结缔组织病相关肺动脉高压和先心病所致肺动脉高压等。与其他前列环素类药物不同，Selexipag 具有受体高选择性。GRIPHON 研究已证实其可显著降低肺动脉高压患者主要终点事件的风险（死亡或相关合并症）。目前该药已通过我国FDA 批准，已于 2019 年 3 月正式上市。

〔罗　俊〕

111 为什么"伟哥"可以用来治疗肺动脉高压？

许多人要问，西地那非、他达拉非（希爱力）等是壮阳药，为什么可以治疗肺动脉高压呢？女性患者也可以吃吗？这种药物又是怎么起作用的呢？

话说当年，西地那非最初的作用是设计用来控制血压和心绞痛，现在发现它的主要疗效其实是扩张阴茎海绵体的血管和扩张肺动脉，所以可以降低肺动脉压力，改善右心功能。要具体了解它的作用，还要从它的机制说起。

我们的身体是一个非常精密的系统，有着各种调控机制来令人体能更好地利用自己的资源，这些机制可以说是精巧不已。例如，我们的血液总量就那么多，当一个人运动的时候，他可能希望血液能更多地流向自己的肺部和四肢；当他考试的时候，恨不得大部分的血液都涌向大脑，让他能灵感如泉涌；而当他吃饭的时候，他又需要血液更多的流向自己的胃肠，以帮助胃肠更好地吸收养分。可是我们的血流动力来源就那么一颗心脏，心脏怎样才能实现那么多复杂的调控呢？来自心脏的动力是统一的，它改不了，人体有个好办法，就是扩张局部的动脉血管，从而改变血流的量的多少。

我们的血管壁分为内、中、外 3 层，最里面的那层称内膜，布满了内皮细胞，中间的那层称中膜，有许多平滑肌细胞，那就是我们要重点介绍的能缩能伸的主角。平时血管中膜里的平滑肌细胞维持在收缩状态，这时候血管腔比较窄，意味着阻力比较大，流入的血液量相对少一些。当需要增加某处血液流量时，机体发出的信号顺着神经纤维到达此处血管里的内皮细胞等，这种细胞于是释放出一氧化氮（NO）作为神经递质到自身周围，一氧化氮就是传令兵一号，它去找下线传达信息，下线是谁呢？原来周围的细胞里面有一种蛋白酶，称鸟苷酸环化酶（GC，guanylate cyclase），这种酶一看一氧化氮来了，就开始制造环单磷酸鸟苷（cyclic guanosine monophosphate），简称 cGMP 的一个分子。cGMP 功能很多，不过在这个系统里，它就是传令兵二号，它被制造出来以后就去找平滑肌细胞传达上面的最新指示：别绷着，放松点。平滑肌细胞收到这讯息，就慢慢松弛拉长，整个血管也随之舒张，那里的血液流量自然也就增加了。

但是，又有人就琢磨了，那要是我又想收缩血管了怎么办？不难。其实啊，这整套机制里，还有个重点人物没出场呢，这号人物称磷酸二酯酶（phosphodiesterase，PDE）。PDE属于潜伏在那儿专门破坏革命队伍的角色，一看到cGMP就把他拉到一边，转化为三磷酸鸟苷（GTP）。当机体传来信号时，cGMP就被源源不断地制造出来，平滑肌细胞也因而保持拉长的状态。但当脑部不再传来信号时，cGMP就只有消耗没有产出，原本留下的传令兵再多也经不起PDE这么持续和平演变啊。cGMP一旦消耗殆尽，平滑肌细胞收不到信号了，就又回复原本的收缩状态，于是血管变为收缩状态，血流量下降到原始水平。

所以这出名为"血流调控"的戏剧里，正面角色包括一氧化氮和cGMP，这俩都是能增加血液流量的分子。反派就是PDE，这小子不干好事，专拖cGMP的后腿。这么一总结我们就清楚了，要增加某处的血液供应，一种办法是增加干活的人手，即增加传令员1号（NO）和2号（GC），另一种办法就是减少拖后腿的即抑制PDE5（图111-1）。

西地那非事实上就是PDE的抑制药，采用的就是后一种办法，减少反派PDE的产生，不拖cGMP的后腿，让平滑肌细胞多舒张一会儿。

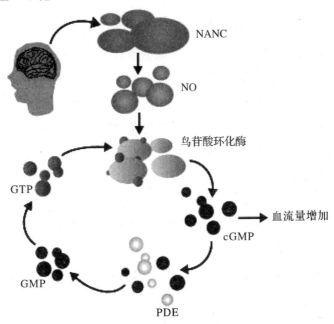

图111-1　人体调控局部血管扩张的机制

原来我们体内的 PDE 其实是一大类，就目前所知，至少有 11 种 PDE 分布在人体各部位，其中 PDE5 除了主要分布在阴茎海绵体的血管外，肺动脉也有很多。知道这点以后，西地那非治疗肺动脉高压就变得顺理成章了，这一类的药物（PDE5 抑制药）在结构上恰好和 PDE5 十分契合，它跟 PDE5 一块儿的时候，就没功夫搭理 cGMP 了，于是 cGMP 就能不断累积，于是那儿的血管管径增加，阻力下降，血流量就也增加……对于肺动脉高压患者来说，肺动脉压力下降，右心功能就有改善了。

以上说明至少可以看到治疗肺动脉高压的 NO 途径的几个介入节点：第一，增加 NO（如吸入的 NO）；第二，增加 GC 的量（如 sGC 激动药，直接增加 cGMP 的量，如利奥西呱/Riociguat，已上市）；第三，减少 cGMP 的降解（PDE5 抑制药）。

〔李　江〕

112 肺高血压在哪些情况下可单药治疗？

根据 2018 年尼斯世界肺高血压大会的共识，目前大多数的情况下对于肺高血压患者的治疗建议是靶向药物的联合治疗，根据目前治疗肺动脉高压的靶向药物治疗的临床试验，2 种或 2 种以上不同途径的靶向药物使用远比单药治疗好。只在以下 7 类潜在人群可以考虑启动单药治疗。

（1）特发性/遗传性/药物或毒物所致的肺动脉高压（I/H/D PAH）急性血管扩张试验阳性的患者，最高耐受剂量的 CCBs 治疗后，症状、运动能力、PAP 和 PVR 接近正常者。

（2）长期单药治疗史（>5～10 年），且稳定于低危状态的患者。

（3）75 岁以上，有多种危险因素导致左心射血分数保留心力衰竭（高血压、糖尿病、冠状动脉疾病、心房颤动、肥胖）。

（4）怀疑或有高度可能合并静脉或毛细血管受累征象（PVOD/PCH）的患者。

（5）未纳入初始联合治疗的 RCT 研究中的人群：HIV 或门静脉高压或未修复的先心病患者。

（6）极轻度 PAH 患者（如 WHO FC 1 级，PVR＜4 WU，mPAP＜30 mmHg，超声心动图显示右心正常）。

（7）联合治疗不适用或禁忌（如严重肝病）可见除了部分低风险和小部分中危患者可能适合单药治疗，一部分低危患者及绝大部分中危患者应该起始联合治疗，高风险类别患者，有必要应用包括静脉前列环素类的 3 种不同途径的药物联合治疗。

〔李　江〕

113 采用内皮素受体拮抗药治疗时，肝酶异常了怎么办？

肺动脉高压患者需要长期的药物干预，在选择药物的时候应尽可能选择不良反应少的药物。药物的副作用中常见的是肝脏毒性，肝脏是人体解毒和代谢的重要器官，长期服用对肝脏有伤害的药物引起药物性肝病，严重者可能发展为肝硬化甚至肝细胞癌。

内皮素受体拮抗药就分为两大类，一类是磺胺类内皮素受体拮抗药，该类药物可以通过抑制胆盐输出泵引起肝细胞损伤，研究显示肝功能异常发生率为 10％，指南建议服用该类型的药物时要多监测肝功能，至少每个月 1 次，尤其是使用时前 3～6 个月。因此使用波生坦务必开始使用本品治疗前检测肝脏转氨酶水平，并在治疗期间每月复查一次。治疗期间出现肝脏转氨酶升高患者应进行剂量调整和肝功能监测。转氨酶升高且伴有肝脏损伤的临床症状（如恶心、呕吐、发热、腹痛、黄疸或不寻常的嗜睡或疲劳）或胆红素水平升高超过正常值上限 2 倍时，必须停药且不得重新用药。用药前存在既往肝脏损伤：肝脏转氨酶，即天冬氨酸氨基转移酶（AST）和/或丙氨酸氨基转移酶（ALT）基线值超过正常值上限（ULN）3 倍，尤其总胆红素水平增加超过正常值上限 2 倍的患者禁用此药。另一类是丙酸类内皮素受体拮抗药，如安立生坦，也是一种高度选择性的内皮素 A 受体拮抗药，这类药物的肝毒性较小，无须常规监测功能。马昔腾坦是一种新型的组织型双重内皮素受体拮抗药，具有高度的亲脂性，此药的主要不良反应是贫血，需严密监测血常规，无须常规监测肝功能。

〔李　江〕

114 国产仿制药与进口原研药有什么区别？

肺动脉高压靶向药不少药物有国产的仿制药如西地那非（万菲乐、金戈）、安立生坦（普诺安），价格便宜了很多，为不少病友减轻了经济负担，但他们也经常问国产仿制药的效果如何？和进口的原研药比一样么？

进口的原研药即原创性的新药，需经过对成千上万种化合物的层层筛选和严格的临床试验才能获准上市。每种原研药都有它们的专利保护期，过了专利期后可以被仿制生产。仿制药是指在剂量、质量、作用以及适应证等与原研药相同的一种仿制品。

仿制药与原研药相比，其药物质量与制造工艺密切相关，不同的制造工艺对其生物学作用和临床疗效都不同。因此，如果没有按照国家要求完成质量一致性评价的仿制药，不能与原研药互换使用。药物固体形态、旋光异构体、成盐情况、工艺杂质等存在会影响药物疗效，影响药物的稳定性，有的甚至对人体有害或产生其他的副作用；另外，生物等效不等同于临床等效，临床等效则需要进一步的临床对比研究以获得可靠的数据。作为新药的原研药在上市前需要经过Ⅱ期和Ⅲ期临床试验，以及上市后更广泛的Ⅳ期观察，有一定的临床数据基础。比较而言仿制药在上市前缺乏足够有力的临床研究数据。

临床上有研究发现，在患者疾病治疗过程中，原研药在改用仿制药后仍具有较高的有效性与安全性，风险发生率很低，但目前不能一概而论，也很难预测仿制药的效果。也有一些患者在疾病治疗中，把原研药换成仿制药时，患者病情会出现反复，两者在临床疗效等同性方面存在分歧；一些疾病早期使用仿制药时可能效果较好，而随着疾病进展到后期效果变差，所以这种情况下仿制药远不如原研药。

因此在使用仿制药前，应先了解是否被证明与原研药质量等效，以及要了解临床观察研究的结果，在使用过程中要考虑治疗成本和临床疗效等方面的问题，如果经济负担不重的家庭，还是建议使用原研药物，毕竟质量更可靠。

〔李　江〕

115 为何医生推荐联合靶向药物治疗？常见的联合治疗方案有哪些？

根据已阐明的肺动脉高压发病机制，联合应用针对不同治疗靶点的药物，将成为肺动脉高压更为有效的治疗选择，有些靶向药物如 PDE 抑制药可以提高和延长其他药物如前列环素的作用。联合治疗指的是用两种或两种以上的药物共同治疗肺动脉高压，达到一种 1+1＞2 的效果。通常情况下，联合治疗一般采用序贯治疗和初始联合治疗。序贯治疗指针对心功能不严重的肺高压的患者，先用单一靶向药物治疗，如效果不佳，再逐渐联合其他靶向药物治疗。初始联合治疗通常指一开始就使用 2 种或以上靶向药物治疗。联合治疗的目的在于充分发挥各种药物的作用，最大程度降低不良反应的发生。目前的联合用药方案往往从前列环素、西地那非及波生坦/安立生坦中任意选择 2~3 种联合，目前多数专家推荐 PDE5 抑制药和内皮素受体拮抗药的联合，用于患者长期治疗。对于急性右心衰和严重心力衰竭的患者，可以考虑短期联合前列环素和 PDE5 抑制药/内皮素受体拮抗药。到目前为止，暂时没有靶向药物之间的头对头的比较研究，因此首选哪几种靶向药物开始联合治疗肺高压暂无最优方案。

2015 年发表 AMBITION 的研究首次证实初始联合治疗为肺动脉高压患者提供了更多的获益。这是一项里程碑式的研究，国际上的治疗风向也因为该研究的问世有了一些变化。2015 年的欧洲心脏病学会肺动脉高压指南和 2018 年已经成功召开的第六届肺动脉高压大会上，都强调了初始联合治疗可为肺动脉高压患者更好获益，联合治疗显著优于其中任何一种单一药物。鉴于肺动脉高压的进行发展特性以及联合治疗的优势，在肺动脉高压早期肺血管尚未出现严重不可逆病变之前即给予联合治疗，不仅可防止肺血管重构进一步发展，显著提高治疗效果，并延缓肺动脉高压进展，同时不显著增加单药治疗的不良作用，使患者更早地从治疗中获益。

〔李　江〕

116
为什么肺动脉高压靶向药物都很贵？
如何治疗才省钱？

相对其他疾病如冠心病、高血压患者来说，由于肺动脉高压患者十分少见，特发性肺动脉高压更为罕见，已列为罕见病。治疗肺动脉高压的药物常称为"孤儿药"。为什么称"孤儿药"呢？这是因为用于治疗罕见病的药品的患者很少，像孤儿一样。由于罕见病患患者群小、利润低、药物市场需求小、研发成本高，况且我国对于"孤儿药"的研发几乎处于一片空白。国内药物研发者更多关注的是常见病和多发病的药物研发，而忽视了"孤儿药"的开发，没有国内的竞争，国外药企的"孤儿药"则长驱直入，目前我国罕见病患者的治疗药物基本依赖国外进口，结果造成很多罕见病患者只能选择昂贵的进口药。刚上市时肺动脉高压的药物十分昂贵，一般来说靶向药物的治疗一月少则数千元，多则数万元，给一般普通家庭带来难以承受巨大的经济压力。

幸运的是，中国政府已经开始意识到这一问题。最近，全国人大常委会有提案建议在国家药品储备中增加治疗特殊疾病、罕见疾病的"孤儿药"品种，并通过储备库及时调剂此类药品，保证医院药品的供给，同时国内有部分省市已经将一些肺动脉高压用药列入医保范围。例如，湖南将肺动脉高压列入了省大病医保，安立生坦也进入了医保特药报销范围，费用从数千元降至千元左右，大大地减轻了患者的经济负担。中华慈善总会也对中低收入家庭的肺动脉高压患者采取赠药的方式，如对马昔腾坦治疗有效的患者如有低保一年可以免费赠药、家庭困难者在购买药物后免费赠予一定数量的药物，也可以大大地减低了患者的治疗费用。2019年波生坦已进入国家基础用药目录，每月费用也会有大幅度的下降。相关的政策和申请流程可以到各省市专业的肺动脉高压中心询问。2019年3月起，国务院对主要的罕见病药物（其中包括5个肺动脉高压的靶向药物）减低进口增值税，相信未来药物价格也会下降。

另外，肺动脉高压患者要定点到专业的肺动脉高压中心随诊和保持联系，关注他们的微信平台或群信息，这些肺动脉高压诊治中心经常有新药的临床药物试验，这些药物不少已经上市或前期已有很好效果，因此，积极地参与药物临床试验一方面可以节约费用，免费接受一段时间新药治疗，同时，参与药物试验的本身也是为医学发展做贡献，因为试验取得真实的临床治疗数据，反过来也更好地为肺高压患者服务。

〔李　江〕

117 哪些靶向药物入医保了？

目前，大部分肺高血压的靶向药物都很贵，所以很多患者因为经济原因未服用或者自行减量肺高血压的靶向药物，导致病情未能有效控制。越来越多的声音建议将治疗肺动脉高压药物纳入大病保险特殊用药报销目录，让患者得到基本治疗。同时，随着我们国家经济条件的改善，到目前已经有部分肺高血压的靶向药物被列入医保或者国家基本药品目录中，这会让肺高血压的患者得到有效的治疗，延续生命，这些药品包括：

（1）安立生坦（凡瑞克）：安立生坦属于内皮素受体拮抗药，对肺动脉高压的治疗有着较好的作用，目前湖南省已将安立生坦划为医保报销目录中，湖南省的居民可以享受药品报销政策。患者需要去医保限定的医院及医生开具证明及处方，然后再回当地医保部门报销即可。

（2）波生坦（全可利）：同样属于内皮素受体拮抗药，2018年已被列入《国家基本药物目录》，我们相信在不远的将来波生坦同样会被列入医保报销范畴。

〔罗　俊〕

118

先天性心脏病为什么要尽早手术？

简单的先天性心脏病（简称先心病）如房间隔缺损、室间隔缺损、动脉导管未闭这类患者早期病理表现一般为异常左向右分流，如果及时手术纠正或终止这一异常分流，临床治愈率极高、效果很好。如果放任不管，一般而言，左向右分流小者，幼时可能经常"感冒发热且难愈"，甚至出现难以控制的肺部感染及心力衰竭或严重缺氧而死亡，丧失手术机会；左向右分流大者，随着时间的推移，肺动脉压力的进行性增加，就会由左向右分流进展为双向分流甚至以右向左分流为主，导致部分未经氧合的静脉血进入左心系统供应人体组织器官，外周组织表现为缺氧性发绀，最终发展成病情难以逆转的艾森门格综合症，并随着右心功能衰竭而丧失生活、生存能力。这一不可逆进程时间对不同个体也有长有短。但如治疗不及时，手术治疗拖延越久就越有可能丧失手术机会。值得一提的是，进入 20 世纪 90 年代以来，由于体外循环的设备及技术不断更新提高，相关手术技巧日趋熟练，体外循环下的心内直视手术不受年龄限制，手术死亡率也明显减低。所以，一旦明确诊断左向右分流先心病，应在专业医生的指导下及时介入封堵治疗或外科手术，否则家长可能因患者丧失手术治愈的机会而抱憾终身。

〔罗　鹏〕

119

先天性心脏病患者如何选择经皮介入封堵治疗或开胸修补治疗？

传统的先心病治疗方法依赖外科手术，外科手术方法经 60 余年的临床实践，对常见先心病如房间隔缺损、室间隔缺损、动脉导管未闭、肺动脉瓣狭窄、法洛四联症等已取得了成熟的经验，手术使大部分先心病患儿重获健康，使复杂心脏畸形的患儿通过减症手术得以延长生命，改善生活质量。但传统的外科手术治疗仍不可避免一些并发症的出现，如麻醉意外、体外循环带来的各系统的缺血缺氧及再灌注损伤、输血并发症、术后严重心律失常、

让肺高血压低头

继发感染以及残余畸形等，此外开胸的创伤也会给患者带来的身体痛苦和心理压力等。多年来心脏科医生们一直为寻求既安全有效又可最大程度减少创伤治愈先心病的方法不懈努力。由此，不开胸微创介入治疗应运而生。

1967年国际首次应用介入不开胸入方法封堵治疗动脉导管未闭（PDA）取得成功，经过几十年的技术摸索和器械改进，目前国际上已在常见先心病（房间隔缺损、室间隔缺损、动脉导管未闭、肺动脉瓣狭窄等畸形）的不开胸介入治疗上取得了成熟的经验。先心病介入治疗就是在X线、超声波等指引下，将穿刺针及导管沿血管插入心脏要达到的部位，进行影像学诊断后，对病变部位做定量定性分析，再选用特制器材对病变实施封堵、扩张或栓塞的治疗方法。介入治疗的方法非常简单，对于房间隔缺损、室间隔缺损，动脉导管未闭畸形，采用一根导管穿刺大腿根部的股静脉，股动脉，建立通路，沿此途径将封堵器传送到缺损或畸形通道的部位，将缺损（心房心室"漏洞"或动脉导管）堵闭即完成手术，手术时间通常在1小时以内。对于肺动脉瓣狭窄患者亦经导管建立途径输送球囊至狭窄的肺动脉瓣加压扩张，观察扩张后压力下降满意，即告手术成功。

介入治疗的优势非常显著，概括起来有以下优点：①不开胸治愈先心病，避免巨大刀口创伤疼痛，避免由于刀口给患者生活学习历程带来社会心理压力；②不需全身麻醉，避免严重麻醉并发症；③不需输血，避免输血过敏和感染肝炎病毒、艾滋病病毒的机会；④术后恢复快，术后24小时下地活动，观察48小时即可出院；⑤封堵效果好，术后24小时心脏功能即有明显的改善，对于肺动脉高压的患者可及时观察肺动脉压力的变化；⑥远期观察患者恢复良好，没出现封堵器断裂现象，生活质量同正常人；⑦对合适做介入治疗的患者，介入治疗的成功率在98%以上，术后并发症少于外科手术同样达到可起到根治效果。

总之，介入治疗目前已成为多数简单先心病患者治疗的首选方法，一般情况下放好封堵器后心内膜3个月即可长好，给广大非发绀型先心病患者带来了不开胸治愈的福音。但介入治疗也有缺陷，并非所有的先心病都能介入治疗，它对先心病的条件有一定的要求，如体重太轻、特殊位置的室间隔缺损或过大残余边少的房间隔缺损都不能介入治疗，一些复杂的先心病也只能开胸治疗，患者可根据自己的具体情况咨询胸外科以及先心介入医生。介入封堵治疗有封堵器脱落、出血等严重并发症，以及介入失败等风险，应对其客观评价做好处置预案。

〔李　江〕

120 先天性心脏病合并肺动脉高压患者该如何治疗？

临床上常常见到一些简单先心病（如房间隔缺损、室间隔缺损和动脉导管未闭等）患者，由于家庭经济原因或父母长辈等医学知识缺乏等多种原因，没有及时地予以手术治疗，导致后来患者发展为肺动脉高压、右心衰，这时已经没有手术机会了，如果不仔细进行右心导管评估直接手术会带来了很大的风险，甚至加重患者的病情，缩短患者的寿命。作为临床一线的医生，每次面对失去手术机会的孩子都很惋惜心痛！疾病的发展给患者本人及其家庭，甚至社会都带来了不必要的影响。希望很多还在迷茫犹豫的家长尽早给孩子检查治疗，及时手术，才可能给患儿争取一个健康的人生！

近年来，随着先心病治疗的推广和各种药物治疗先心病合并肺动脉高压药物的面世，先心病合并肺动脉高压的诊断观察和治疗已经有了长足的进展。越来越多的先心病合并肺动脉高压患者，尤其是已经失去了手术机会的先心病合并重度肺动脉高压患者，在给予降低肺动脉压力药物治疗后甚至能够获得手术根除心脏畸形的目标，即便肺血管的不可逆的损害，靶向药物治疗还可能会改善患者的生活质量，延长患者的寿命。根据病情的发展，先心病合并肺动脉高压通常治疗方法如下：

（1）病因治疗：就是直接矫治心脏畸形。在先心病的早期，可能没有或合并轻度的肺动脉高压，这时及时手术能根治，并且从根源上截断肺动脉高压情况的发生。手术也适合先心病合并动力型肺动脉高压，这需要右心导管检查才能明确，患者肺血管阻力不高，肺动脉压的升高主要是由于左向右大量分流所致。但是对于肺动脉阻力非常高，甚至存在右向左分流的患者来说，矫治心脏畸形不仅不能降低肺动脉压力，还有可能使肺动脉压力急剧上升甚至猝死。此外，对于部分肺血管阻力明显增加、但左向右分流为主的患者，目前可以采用靶向药物治疗。

（2）药物治疗：这是对已经失去了手术治疗机会的先心病合并重度肺动脉高压（如艾森门格综合征）患者的唯一选择。药物治疗能够减轻或者逆转肺血管病变，降低肺动脉压力，达到延长患者寿命的作用。一般会采用传统内科治疗，方法有吸氧、药物治疗如利尿药、地高辛和华法林抗凝等。这是由于吸氧能够减轻肺血管痉挛，降低肺血管阻力，而且对体循环影响不大。而利尿剂和地高辛等药物的使用能够改善患者心脏功能，抗凝血治疗则能够防预肺动脉原位血栓的形成。

（3）联合治疗：包括两种手段，分别是药物的联合治疗以及药物加手术的联合治疗。至于药物和手术联合治疗（Treat-Repair-Treat，T-R-T策略），这需要根据患者的肺阻力的情况采用先药物治疗后再修补或封堵缺损，术后再坚持药物治疗的方法，药物治疗能够减轻或者逆转肺动脉重塑，进一步减低肺血管阻力，降低肺动脉压力，甚至完全治愈。我们中心在近5年成功治愈了近30例的先心病肺动脉高压的患者，治疗前肺血管阻力平均大于10 Wood，平均肺动脉压在50 mmHg以上，平均通过联合靶向药物治疗1年左右，肺血管阻力明显下降至6 Wood后再行修补或封堵治疗，术后坚持一段时间靶向药物治疗，大部分患者达到完全治愈，治疗效果非常好。但对于药物治疗后肺血管阻力没有明显下降的患者手术要十分慎重，不然适得其反。右心导管是评估肺血管病变程度的"金标准"，因此建议选择有经验的、规范化的肺动脉高压中心进行密切的监测随访评估，选择合适的治疗方案十分重要。

综上所述，治疗先心病的根本办法就是尽早施行外科手术彻底纠正心脏血管的畸形，从而消除该畸形所引起的病理生理改变，也就是说病因治疗是关键。学龄前儿童期是施行手术的适合年龄，严重的或有必要时在婴儿期也可施行手术。不能耐受纠治手术的婴儿或儿童，可先行姑息性手术，部分地改善其病理生理变化，再进行靶向药物治疗，为以后纠治手术创造条件。

〔李　江〕

121

艾森门格综合征患者还能行封堵/修补手术吗？

通过前面的描述我们应该了解了什么是艾森门格综合征，它是先心病发展晚期的一个表现，是指各种左向右分流性心脏病的肺血管阻力升高，使肺动脉压达到或超过体循环压力，导致血液通过心内或心外异常通路产生双向或反向分流的一种病理生理综合征。各种心内、心外畸形如房间隔缺损、室间隔缺损、动脉导管未闭等均有可能发展成艾森门格综合征，由于患者全身组织脏器供氧不足，循环中大量非氧合血红蛋白引起患者出现青紫发绀。我们知道如果先心病患者出现艾森门格综合征，往往提示肺动脉压力和肺血管阻力很高，是先心病进展的晚期表现了，早年国外有临床研究显示如果在艾森门格综合征阶段进行封堵/修补术，患者的存活时间反而大大缩短。

随着医疗技术的进展，以及肺动脉高压靶向药物的不断研发上市，部分艾森门格综合征患者通过服用肺动脉高压靶向药物，肺血管阻力和肺动脉压力明显下降，少数的患者还接受了封堵/修补手术，术后仍然服用靶向药物治疗肺动脉高压。但这通常为个案报道，术后不能治愈，长期效果仍需随访观察，因为患有艾森门格综合征的患者即便不手术还能存活较长时间，进行封堵/修补反而可能缩短生存时间。个人认为是否考虑封堵/修补一定十分谨慎，从目前的治疗状况来看，艾森门格综合征的患者基本上失去了手术机会，但随着未来新的药物不断出现，如能强有力的逆转肺血管病变还是有机会进行修补/封堵手术的。

〔朱腾腾〕

122

先天性心脏病患者合并肺动脉高压什么条件下才能手术？

前面问题中提到先心病可引起肺动脉高压，适时手术可终止肺动脉高压，部分患者进行手术后加速肺高压进程甚至造成死亡，因此把握适宜的手术指征尤为关键。目前先心病合并肺动脉高压的手术适应证并不明确，多数指南要求肺血管阻力（PVR）＜ 5～8 Wood 或肺血管阻力指数（PVRI）＜ 6～14 Wood/m²、肺循环（Rp）与体循环阻力比值（Rs）＜ 0.3～0.5 及肺循环血量（Qp）/体循环血量比（Qs）≥1.5。本中心对先心病相关肺动脉高压的研究发现 PVR＜6 Wood、Rp/Rs＜0.5 及 Qp/Qs＞1.5 的先心病合并肺动脉高压患者可安全修补，同其他研究类似，目前对于此条件下手术治疗疗效的评价多局限在短期观察，仍需进行更长时间的临床研究。

〔朱腾腾〕

123 无手术条件的先天性心脏病肺动脉高压患者吃药后是否有手术机会？

前面提到对于错过手术适应证的患者，如果强行手术治疗会加重患者肺动脉高压的进展，甚至术后早期出现急性右心功能不全，甚至死亡。但是不代表此类患者完全丧失手术机会，目前越来越多的肺动脉高压靶向药物应用于临床，靶向药物可明显改善患者血流动力学状态、肺血管阻力及活动耐量情况，甚至对已出现艾森门格综合征的患者，靶向药物治疗同样能够延缓肺动脉高压进展，改善患者生活质量和临床症状。本中心及既往研究均证实丧失手术机会的部分先心病肺动脉高压患者，经靶向药物治疗后肺血管阻力等血流动力学参数明显改善，重新获得手术机会。我们相信随着医学技术的进步，会有更多的肺动脉高压的新药出现，使更多的患者重获手术机会。

〔朱腾腾〕

124 先天性心脏病患者合并肺动脉高压手术后还要吃药么？

上一问题中我们提到，部分丧失手术机会的先心病患者经靶向药物治疗后可重新获得手术机会，对于此类手术患者的治疗经验通常是继续肺动脉高压靶向药物治疗 1～2 年，期间密切随访观察，定期复查心脏彩超、胸片的辅助检查，如发现肺动脉压力异常升高情况及时调整治疗方案，部分患者术后经持续靶向药物治疗后，压力如能降至完全正常，可试停药观察。此外，部分术前肺动脉压力正常患者术后亦可出现肺动脉压力升高，对此类患者治疗原则同特发性肺动脉高压。

〔朱腾腾〕

125

肺高血压患者合并其他需要手术的疾病，手术前后如何处理？

肺高血压患者由于肺动脉压力和肺血管阻力升高，导致右心增大，常合并右心衰，血压偏低的情况，因此我们建议肺高血压患者尽量避免行其他疾病手术。如果需要行疾病手术治疗的话，我们建议在术前、术后做好治疗管理。

在术前应评估患者目前的心功能状态，包括完善动脉血气、B 型脑钠肽前体、6 分钟步行距离试验、心脏彩超等检查，必要时可完善右心导管检查。同时不间断肺高血压的治疗，治疗的目的是保证患者危险分层为低危状态，这样方能耐受手术。

术后如果有条件可将患者送往重症监护病房观察，可持续监测患者肺动脉压力变化情况，避免感染、贫血等术后并发症出现，目的是防止术后肺动脉高压危象产生。

〔朱腾腾〕

126

肺动脉高压危象是怎么回事？哪些情况下可出现？

肺动脉高压危象是在肺动脉高压的基础上，发生肺血管痉挛性收缩，肺循环阻力升高，右心的血液排出受阻，导致突发性肺动脉压力升高和低心排血量的临床危象状态，常发生后于先心病术后的 18～48 小时，可提前或延后，被列为先心病术后早期死亡危险因素之一。常见诱因为低氧、二氧化碳潴留、疼痛、紧张、酸中毒、发热等因素。现阶段，肺动脉高压危象治疗的关键在于预防，避免引起肺动脉高压危象的诱因。预防措施主要包括保持呼吸道通畅，充分供氧，控制二氧化碳浓度；利用吗啡、芬太尼控制疼痛、紧张；纠正酸中毒；退热降温处理。当肺动脉高压危象急症发生，由于肺动脉高压危象发生的血流动力学变化主要是右心系统压力突然升高引起左心低心排血量，故治疗的关键是一方面降低肺动脉压力（如使用前列环素类药物等），另一方面是增加心肌收缩力，维持血压，提高心排血量（常用多巴酚丁胺等）。给药方法可以都经中心静脉给予，也可分别经左、右心房给药，也可采用一氧化氮（NO）、伊洛前列素吸入来降低肺动脉高压，可根据具体情况而定。同时应吸入高浓度氧气、纠正酸中毒等。

〔罗　鹏〕

127 房间隔造瘘手术对肺高血压患者有何帮助？

首先我们先了解一下什么是房间隔造瘘术，房间隔造瘘就是在心房水平人工建立分流，来缓解肺动脉高压患者右心室负荷过重的一种治疗措施。就是在心脏左、右心房之间"戳"个小口子，让右心房的血液能够进入到左心房，从而缓解右心房血液过多的一种方法，通常是在选择肺移植前争取更多等待时间前的姑息性治疗措施。

对于肺高血压的患者，运动耐量、临床症状和预后与右心功能高度相关，而随着肺动脉高压疾病进展，右心室所承受的"压力"会逐渐增大，右心室出现室壁肥厚扩张，到最后无法应对肺动脉的高压力而出现衰竭甚至死亡，而房间隔造瘘可作为治疗肺动脉高压的方法之一，也可以帮助重症肺动脉高压患者顺利过渡到肺移植。房间隔造瘘通过人工建立右向左的分流，减轻右心室压迫，降低交感神经过度激活并且能够在动脉氧饱和度下降的情况下提高氧运输，而不对肺循环产生直接的影响。近年来的研究提示，在肺动脉高压早期进行房间隔造瘘会更可能使患者受益，同时推荐那些尽管接受了药物治疗但仍存在持续右心衰体征和/或晕厥的患者进行房间隔造瘘操作。

在儿童患者中，房间隔造瘘会显著减少患儿发生晕厥的次数，在部分中心，房间隔造瘘会用于那些拟行肺移植的患者中。

当然我们也要注意，房间隔造瘘术并不适合所有的肺高血压患者，该治疗有一定风险，需谨慎选择临床适应证。它的禁忌证包括右心房压力＞20 mmHg、静息状态动脉血氧饱和度＜85％等。球囊扩张房间隔造口术多采用球囊逐级扩张法，但瘘口再闭塞率高，因而血流动力学改善难以长期维持。新的造口方法包括使用射频消融导管进行房间隔造口或植入带孔封堵器等，但疗效和安全性尚有待证实。

〔罗　俊〕

128 什么是肺动脉血栓内膜剥脱术？

慢性血栓栓塞性肺高血压（chronic thromboembolic pulmonary hypertension，CTEPH）是一种特殊的肺高血压类型。CTEPH 的诊断标准：①充分抗凝治疗至少 3 个月；②CT 肺动脉造影或肺通气灌注显像或直接肺动脉造影提示存在肺栓塞征象；③右心导管测定肺循环血流动力学参数符合 PAH 标准。以上 3 个标准须同时满足。当超过 40％～60％ 的主肺动脉或分支被阻塞后即可发展为 CTEPH。该病如果不经任何治疗，其生存期 2.8 年，自然预后和特发性性肺动脉高压一样差。CTEPH 局部的血栓形成可引起阻塞区域远端血管的内皮系统功能障碍及未阻塞区域的压力和流量增加，从而出现继发性肺血管病变而使病情进一步发展，肺血管阻力的持续增加最终导致右心功能失代偿或衰竭。肺动脉血栓内膜剥脱术（pulmonary endarterectomy，PEA）目的是手术移除肺动脉内的血栓及机化内膜恢复灌注，使通气血流比例恢复平衡，右心室后负荷减轻，避免发生继发性的肺血管病。进行 PEA 的临床指征是：①纽约心功能分级Ⅲ～Ⅳ级；②术前肺血管阻力＞300 dyn·s/cm^5；③血栓位于肺动脉干、叶动脉、段动脉或亚段动脉这些手术可及的部位；④没有严重的伴随疾病。

大多数接受 PEA 的患者，其手术效果非常明显。术后早期肺动脉压力和肺血管阻力一般明显下降，同时肺血流量和心排血量得到改善，心室开始恢复性重建；后期患者劳动耐受力增强、生活质量得到明显的改善。

〔李　江〕

129

哪些慢性血栓栓塞性肺高血压患者适合做经皮肺动脉球囊扩张术？

一直以来外科手术——肺动脉内膜剥脱术（PEA）都是慢性血栓栓塞性肺高血压（CTEPH）的主要治疗方法。事实上，外科治疗仍有一半的患者无法获益。这些患者包括：①肺动脉远端仍有大面积阻塞，由于这些基底段动脉内径小于5mm，外科技术无能为力，即便外科取出中心动脉内膜，肺阻力仍然很高，预后不好；②患者仅有远端肺动脉阻塞，无外科手术机会；③解剖上有机会外科手术，但有其他麻醉或手术禁忌证。这类患者PAH靶向药物（利奥西呱、瑞莫杜林）有一定的帮助，但远期结局不佳。对于不适合行肺动脉内膜剥脱术的CTEPH的患者（机化血栓起于段和亚段一级肺动脉、合并手术禁忌证、拒绝手术或残余肺高血压）可尝试行改良的经皮肺动脉球囊扩张术（PTPA，又称BPA）。有多项研究已经显示PTPA不但可明显改善CTEPH患者的血流动力学参数和症状，长期的随访结果也显示，PTPA治疗CTEPH患者的5年生存率可达95%以上。

〔李　江〕

130

什么时候患者需要准备肺移植/心肺移植手术？

肺移植/心肺移植手术是肺高血压患者最后的解决办法，但不是所有的肺高血压患者都建议做肺移植手术。我们知道，肺高血压分为五大类，其中第1类肺动脉高压是肺移植的主要适应证；其余3类包括肺部疾病相关性肺高血压（第3类）、慢性血栓栓塞性肺高血压（第4类）及多种原因和少见疾病相关性肺高血压（第5类）极少进行肺移植治疗；左心疾病相关性肺高血压（第2类）不是单独肺移植的适应证。

我国2018年颁布的《中国肺高血压诊断和治疗指南》指出，经充分的内科药物治疗（至少使用过包括静脉或皮下前列环素类药物在内的联合治疗），仍合并严重血流动力学受损［心指数＜2 L/(min·m²)］、运动耐量显著降低（6分钟步行距离＜350 m）和明显右心衰竭征象的肺高血压患者可考虑行肺移植或心肺联合移植。对于终末期肺动脉高压和慢性呼吸系统疾病所致肺高血压患者，一般选择肺移植即可。对于复杂先心病和左心疾病所致肺高血压则需考虑心肺联合移植或单纯心脏移植治疗。肺静脉闭塞症和肺毛细血管瘤由于缺乏有效治疗药物，多数患者病情进展迅速，确诊后应及早进行肺移植评估。

〔罗　俊〕

131

为什么孕妇合并肺高血压患者一定要及时终止妊娠吗？

这是一个很多患者关心的话题，得了肺高血压还能不能怀孕？如果妊娠成功发现肺高血压需不需要终止？我们首先应该明白，肺高血压患者妊娠期病死率显著升高，英国一项统计资料显示，妊娠合并肺高血压发病率为1.1/10万，其中2/3的患者既往有肺高血压。而1/3的患者怀孕前无肺动脉高压，怀孕期间发现肺动脉高压或肺动脉高压的表现。妊娠合并肺高血压患者的死亡率高达30％～50％，所有的死亡发生在产前或产后35天内，是妊娠合并心脏疾病中最危险的情况，所以欧洲和美国的指南均把肺动脉高压列为妊娠禁忌，我国2018年颁布的《中国肺高血压诊断和治疗指南》指出，肺高血压患者妊娠期病死率显著升高，生育期女性患者应严格避孕。尽管急性肺血管扩张试验阳性特发性肺动脉高压患者的妊娠安全性已有明显改善，但仍应在肺血管疾病专科和产科医生的严密随访下进行，剖宫产为此类患者首选方案。

因此，对于已经明确肺高血压的患者，我们建议禁止妊娠，因为肺高血压合并妊娠时，血容量会明显增多，正常孕20～32周血容量可超过非孕期50％以上。心率增加和心脏搏出量增加，导致心排血量增加，同时体血管阻力和肺血管阻力下降，分娩时心排血量进一步增加，正常阴道分娩心排血量

让肺高血压低头

增加 34%，剖宫产和蛛网膜下腔阻滞时心指数增加 47%。危险期在妊娠第5～第 8 个月到产后 48 小时。正常怀孕由于生理、激素和血液成分改变导致血液高凝状态。（图 131-1）

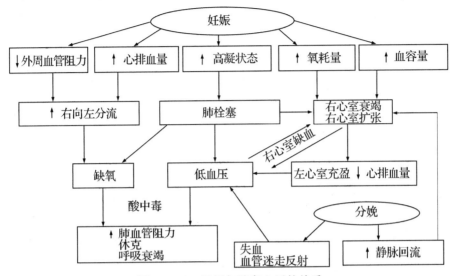

图 131-1　妊娠与肺高血压的关系

　　但同时，因为很多特殊情况，部分肺高血压患者饶幸妊娠，并坚持在家怀孕，往往在妊娠期出现明显心力衰竭时才到医院来，让医务人员诊疗压力山大，即便如此，我们仍然建议在就诊后尽早终止妊娠；若处于孕中晚期的患者，需要产科、儿科、心血管内科、重症监护、麻醉等多学科会诊，严密监测，及时终止妊娠，最大努力确保母婴平安。但近几年不少肺高血压的育龄妇女不听劝阻坚持妊娠，挑战医学的底线，遗憾的是孕妇死亡常常发生，所以再次呼吁肺高血压患者避免妊娠，以免母婴两空。

〔罗　俊〕

132

结缔组织病相关性肺动脉高压如何双达标？

　　结缔组织病相关性肺动脉高压确诊及全面评估后，应根据患者具体情况制定治疗目标及方案。结缔组织病相关性肺动脉高压的治疗目标是改善患者生活质量，最大程度地改善患者预后。短期目标是延缓到达临床恶化时间，2018年中国肺高血压指南推荐双重达标：①结缔组织病病情缓解，以医生整体评估疾病活动评分（physician global assessment，PGA）＜1分表示结缔组织病处于临床缓解状态；②肺动脉高压临床达标或处于低危状态。

"双达标"的概念由2015年CSTAR发表的"中国成人系统性红斑狼疮相关肺动脉高压诊治共识"率先提出，"2018中国结缔组织病相关间质性肺病诊断和治疗专家共识"对该概念做了进一步完善。

结缔组织病病情活动性的评估目前主要依据各结缔组织病公认的整体活动性评估体系和针对主要受累器官的评分方法，如系统性硬化病的皮肤改良Rodnan评分、类风湿关节炎28个关节疾病活动性评分（DAS28）、系统性红斑狼疮疾病活动指数（SLEDAI）和不列颠群岛狼疮评估组评分（BILAG）、炎性肌病的病情活动度评分（MYOACT）和原发性干燥综合征的欧洲抗风湿病联盟疾病活动度指数（ESSDAI）。结缔组织病病情缓解的判断目前主要依据各结缔组织病公认的整体疾病活动性评估体系达到完全缓解或低疾病活动度状态。如类风湿关节炎的DAS28评分＜2.6（完全缓解）或3.2（低疾病活动度）；系统性红斑狼疮以SLEDAI＜4，或BILAG各系统评分为C/D/E级表示系统性红斑狼疮病情处于临床缓解状态。应指出的是，大部分结缔组织病尚缺乏公认的治疗达标评分标准，而已有的结缔组织病疗效评价体系中也大都未纳入对PAH的考量。因此需要风湿科医生通过PGA来进行最终的病情达标评判，目前多以PGA＜1分为达标标准（PGA 0分表示完全不活动，3分表示高度活动）。

2015年"中国成人系统性红斑狼疮相关肺动脉高压诊治共识"推荐根据系统性红斑狼疮病情是否活动及肺动脉高压是否达标来尽可能确定系统性红斑狼疮的治疗方案，而其他类型的结缔组织病合并肺动脉高压的"双达标"治疗目前没有文献详述。

总之，对于结缔组织病相关性肺动脉高压，需要风湿免疫科、呼吸科、心血管内科、影像科等多学科诊疗中心根据患者病情制定合理的诊断、评估、治疗和随访策略。

〔熊贤良〕

133

系统性红斑狼疮相关性肺动脉高压是否需要免疫抑制治疗？

系统性红斑狼疮相关性肺动脉高压患病人数在我国结缔组织病相关性肺动脉高压中占比近50%。在系统性红斑狼疮相关性肺动脉高压的任何阶段，免疫抑制治疗对阻止肺动脉高压（PAH）的进展十分重要。推荐根据系统性红斑狼疮（SLE）病情是否活动及肺动脉高压是否达标来尽可能确定治疗方案。①SLE活动而PAH未达标：通常需要积极的诱导缓解治疗，即大剂量糖皮质激素（对病程短、进展迅速的系统性红斑狼疮相关性肺动脉高压患者，可考虑糖皮质激素冲击治疗）。免疫抑制药可考虑环磷酰胺、霉酚酸酯等作用较强的药物。②SLE缓解且PAH已达标：通常仅需维持缓解治疗，即小剂量糖皮质激素。免疫抑制药可选择长期应用的霉酚酸酯、硫唑嘌呤、甲氨蝶呤或羟氯喹等。③SLE活动而PAH已达标：应兼顾SLE其他受累系统的病情，由风湿科医生决定，通常需要适度的巩固缓解治疗，即中至大剂量糖皮质激素。免疫抑制药可考虑环磷酰胺、霉酚酸酯或硫唑嘌呤等作用较强的药物。④SLE缓解而PAH未达标：这是临床最为困难的选择，通常在SLE维持缓解治疗的基础上加强PAH的靶向治疗（如靶向药物联合治疗），如PAH病情仍未改善或进展则需考虑积极的SLE诱导缓解治疗。

〔盛　斌〕

134

肺部疾病引起肺高血压患者如何氧疗？

在肺部疾病所致肺高血压中，慢性阻塞性肺疾病合并有低氧血症是氧疗的最佳指征，长期家庭氧疗（LTOT）可提高这些患者（特别是存在肺高血压征象）的生存优势，可改善呼吸困难等心肺症状，纠正低氧血症，缓解肺功能恶化，降低肺动脉压力，增加运动耐量。对该类患者不必高浓度给氧，避免吸入氧浓度过高引起二氧化碳潴留，加重呼吸衰竭。

指南推荐当外周血氧饱和度＜91％或动脉血氧分压＜60 mmHg 时建议吸氧，使血氧饱和度＞92％。

长期家庭氧疗是指肺部疾病引起的慢性低氧血症患者每天吸氧，至少达6个月以上，标准的长期氧疗应为每天 24 小时吸氧。目前已知认为每天至少吸氧 15 小时，使动脉氧分压（PaO_2）至少达 60 mmHg（8.0 kPa），维持动脉血氧饱和度（SaO_2）＞90％，才能获得较好的氧疗效果。一般采用鼻导管吸氧，也可用面罩、贮氧导管、按需脉冲阀等供氧装置，氧流量 1.0～2.0 L/min。

长期家庭氧疗一定要在医务人员指导下进行，其中的氧气供应来源、给氧方式、氧气流量、每天吸氧时间、疗程等都要有严格的规定；家庭氧疗应该是长期性的，患者需要坚持吸氧至少 6 个月以上，才能获得较好的氧疗效果；家庭氧疗应为低流量吸氧，吸氧浓度应低于 29％，每分钟吸氧为 1～2 L，但每天吸氧时间至少 15 小时，患者切不可自行缩短吸氧时间，因为短期吸氧非但不能持久纠正缺氧，而且会因吸氧间歇期间的氧分压下降使得缺氧更为严重，对控制病情反而不利；吸氧期间要注意保持鼻导管的通畅，每天吸氧完毕，要注意及时清洗鼻导管、湿化瓶，同时往湿化瓶加入一半冷开水；最好每天都记录氧疗时间、氧流量及氧疗后的病情变化，定期去医院复查血气分析；学会自我观察，如果在吸氧后发绀减轻，呼吸减慢、平稳、心率减慢或精神好转，表示吸氧有效，应继续坚持，反之则说明家庭氧疗效果差或无效，必须去医院进行治疗，以免病情加重。

〔盛　斌〕

135 睡眠呼吸暂停综合征引起的肺高血压如何治疗？

睡眠呼吸暂停中，以阻塞性睡眠呼吸暂停低通气综合征最常见，发病率3％～17％，其他类型（包括中枢性和混合型）的病变少见且研究不多。随着右心导管、无创多普勒超声及多导睡眠监测技术在临床上广泛应用，我们已经认识到睡眠呼吸紊乱可对肺循环产生影响，形成肺高血压。而阻塞性睡眠呼吸暂停低通气综合征引起的肺高血压程度一般较轻，解除上呼吸道的狭窄与阻塞可改善肺的低通气状态、纠正低氧水平及肺血管收缩，使得肺动脉压力下降并恢复正常。因此，治疗原发病非常关键，主要包括：

（1）一般治疗：减肥对于减轻甚至消除患者的睡眠呼吸紊乱症状（反复睡眠暂停、憋醒、乏力、晨起头痛等）有明确的作用。睡眠呼吸暂停的症状与睡眠体位密切相关，改变睡眠体位，如侧卧、抬高床头，可缓解症状。常用药物如孕激素、茶碱类药物及一些呼吸兴奋药等常被选择应用于临床，但效果不确切。其他的还有戒烟戒酒、应用鼻咽呼吸道及口腔矫正器等。

（2）机械通气：经鼻持续气道正压通气，可以有效改善夜间睡眠呼吸暂停低通气症状，纠正夜间低氧血症，降低肺动脉压力。另外，双相气道正压通气呼吸机治疗、自动调压智能呼吸机治疗等也可作为选择。

（3）手术治疗：对于因上呼吸道结构异常而导致肺通气低于常人者，可采用手术方法。如鼻中隔偏曲可采用鼻中隔矫正术；口咽部狭窄的患者可用腭垂软腭成形术；下颌后移者可用正颌手术。

虽然近些年肺高血压靶向治疗药物如内皮素受体拮抗药如波生坦、5型磷酸二酯酶抑制药如西地那非、前列环素类如贝前列素钠等已在临床得到应用，并且已有靶向治疗药物应用于慢性阻塞性肺疾病的报道，但目前尚未有研究证实靶向药物可用于治疗阻塞性睡眠呼吸暂停低通气综合征相关性肺高血压。

〔李源昌〕

136 慢性血栓栓塞性肺高血压的药物治疗有哪些？

慢性血栓栓塞性肺高血压属于肺高血压分类中的第4类，是肺高血压的常见类型。未经治疗的慢性血栓栓塞性肺高血压死亡率高，3年生存率仅为20％～30％。一旦确诊应尽早至有经验的中心进行规范化治疗以减低死亡风险。慢性血栓栓塞性肺高血压的治疗主要包括药物治疗、手术治疗及肺移植或心肺联合移植，其中药物治疗是基础且重要的治疗手段，主要有以下几个方面：

（1）一般药物治疗：当存在心力衰竭时，可用强心药米力农、左西孟旦等以及减轻水钠潴留药呋塞米等，能显著改善患者症状。

（2）抗凝血药治疗：一旦确诊为慢性血栓栓塞性肺高血压，均因启动抗凝治疗。传统抗凝血药主要为华法林，使用该药时应定期监测凝血功能（主要是国际标准化比值），应使其维持到2～3间，以防止肺动脉原位血栓形成和反复静脉血栓栓塞。相比于华法林，新型口服抗凝血药利伐沙班、阿哌沙班、达比加群酯等具有起效快、代谢迅速、药物相互作用少、不需要监测凝血功能等优点。新型口服抗凝血药应用于慢性血栓栓塞性肺高血压的安全性及有效性的证据仍不足，但相比于传统抗凝血药仍有其独特的优势。

（3）靶向药物治疗：到目前已有许多临床研究证实靶向药物用于治疗慢性血栓栓塞性肺高血压是可行的，内皮素受体拮抗药（波生坦等）、5型磷酸二酯酶受体拮抗药（西地那非）、前列环素（贝前列素等）以及2018年我国上市的可溶性鸟苷酸环化酶受体激动药利奥西呱是目前来讲有循证医学支持的，对慢性血栓栓塞性肺高血压有较好效果，作为这一类肺高血压的优先推荐。

〔李源昌〕

137 左心疾病相关的肺高血压需要靶向药物治疗吗？

左心疾病相关性肺高血压是肺高血压中最常见的类型，属于第2类肺高血压，而肺高血压是左心疾病常见的并发症。左心疾病一旦形成肺高血压均提示预后不良，因此对于这些患者规范化的管理和治疗显得尤为重要。目前指南推荐的左心疾病相关性肺高血压的治疗首先以治疗原发左心疾病为主，主要包括药物治疗（利尿药、硝酸酯类、血管紧张素转换酶抑制药等）和手术治疗（心室再同步化治疗、左心辅助装置等），可改善左心室功能，降低左心室充盈压力，进而降低肺动脉压力。目前靶向药物主要应用于第1类肺高血压——肺动脉高压，已观察到较好的近期及远期疗效，而在左心疾病相关性肺高血压中的疗效和安全性仍存在争议。虽然许多研究表明靶向药物可改善左心疾病相关性肺高血压患者的血流动力学和症状，但由于这些研究多数是小样本、单中心、非随机研究，因而尚不能提供足够的证据支持临床常规使用靶向药物治疗左心疾病相关性肺高血压。另外有研究观察到 Rho 激酶（一种强的生长刺激因子和血管收缩介质）抑制药可明显改善左心疾病相关性肺高血压患者的临床症状，并降低肺动脉收缩压，可能为这类患者靶向治疗提供新的可能。

〔李源昌〕

138 呼吸相关的肺高血压如何治疗？

呼吸系统疾病和/或缺氧所致肺高血压分两类：通气受限为特点的阻塞性肺疾病，以慢性阻塞性肺疾病为主；容量受限为特点的限制性肺疾病，以间质性肺疾病为主。大部分慢性肺疾病相关性肺高血压患者的肺动脉压力为轻中度升高，仅少部分肺动脉压力严重升高，即 mPAP≥35 mmHg 或 mPAP≥25 mmHg 合并低心排血量（心指数＜2.5 L/min/m²）。这部分严重肺高血压在慢性阻塞性肺疾病患者中仅占 1％左右，需与肺动脉高压合并慢性肺疾病相鉴别。另外，阻塞性睡眠呼吸暂停低通气综合征患者肺高血压患病率为17％～42％，临床医生应高度关注。慢性呼吸系统疾病一旦出现肺高血压则意味预后不良。

对于慢性阻塞性肺疾病或间质性肺疾病相关性肺高血压且合并长期低氧血症的患者，长期氧疗是可选的治疗方法，其他治疗方法包括减少危险因素（如吸烟、粉尘等），积极治疗原发疾病等，目前尚缺乏靶向药物治疗此类肺高血压的疗效和预后数据。

严重肺部疾病〔特发性肺纤维化：用力肺活量（FVC）＜70％预计值，慢性阻塞性肺疾病：第1秒用力呼气量（FEV1）＜60％预计值）和肺动脉压轻中度升高（25 mmHg＜mPAP＜35 mmHg〕者，不建议进行靶向药物治疗，因为在扩张肺血管同时会影响肺气体交换加重缺氧。但对存在与原发肺部疾病不匹配的严重肺高血压患者建议到肺血管疾病区域医疗中心进行个体化评估。严重睡眠呼吸障碍患者，行无创通气长期治疗可改善血流动力学参数和右心功能。

慢性高原缺氧也是导致肺高血压的常见原因，高原性肺高血压的首要治疗方法是移居至平原地区，大多数患者在离开高原地区后肺高血压可完全或部分缓解。高原性肺高血压的药物治疗分为支持疗法与靶向药物治疗。支持疗法包括抗凝血药，由于肺血管内微血栓形成参与肺高血压的发生，因此对没有抗凝禁忌的患者建议应用抗凝血药治疗。靶向药物包括前列环素类似物、内皮素受体拮抗药及 5 型磷酸二酯酶抑制药。有研究证实波生坦可改善高原性肺高血压患者的肺血流动力学状态及减轻肺水肿。多项研究发现西地那非、伐地那非等 5 型磷酸二酯酶抑制药及 Rho 激酶激动药法舒地尔也可显著改善高原性肺高血压的症状和血流动力学参数。通心络、红景天等药物可能也有一定疗效，但仍有待于进一步研究证实。

〔熊贤良〕

139

肺静脉闭塞病/肺毛细血管瘤病如何治疗？其治疗展望如何？

肺静脉闭塞病（PVOD）/肺毛细血管瘤病（PCH）预后极差，确诊后 1 年死亡率高达 74%，治疗上目前无明确有效药物治疗方案，一般治疗包括氧疗、戒烟、强心、利尿、抗凝。吸氧可改善患者低氧血症，利尿强心有助于改善患者右心功能；抗凝治疗可减少微血管血栓形成，但由于同时 PVOD 有隐匿性肺泡出血，对抗凝治疗的收益及风险尚缺乏系统性评估，需谨慎使用。目前 2015ESC/ERS 指南推荐的治疗措施有氧疗、大剂量利尿药以及小剂量开始并逐渐加量的依前列醇，同时建议 PVOD/PCH 患者到有经验的肺高血压中心进行诊治。

治疗肺高血压的靶向药物，如前列环素、磷酸二酯酶抑制药及内皮素受体抑制药等血管扩张药，在 PVOD/PCH 中的使用仍存在争议。由于上述靶向药物主要作用于肺动脉及毛细血管阻力前动脉，而对肺静脉作用较弱，可能导致肺血流量增加，因此有加重肺毛细血管静水压、引起急性肺水肿的风险。但是也有文献报道应用依前列醇、伊洛前列腺素、西地那非、波生坦可以改善患者临床症状。2018 年中国肺高血压指南中推荐疑诊 PVOD/PCH 患者应在严密观察下谨慎使用靶向药物治疗，一旦肺水肿加重应立即停药。确诊患者如果药物治疗效果不佳，需尽快考虑肺移植。

PVOD/PCH 目前唯一肯定有效的治疗方案是肺移植，移植后生存率和

IPAH相似，目前尚无病理学证实的移植后复发的报告，但是由于PVOD/PCH进展较快，在等待移植过程中死亡风险比较高，因此推荐有条件的PVOD/PCH患者一经诊断明确应立即前往移植中心完善相关评估并尽早移植。

近年来有文献报道应用血小板源性生长因子受体拮抗药伊马替尼治疗PCH取得了一定疗效，但由于病例有限其应用前景还有待进一步的临床研究证实。也可以考虑静脉应用血管生成抑制药（如IFN-α2a），但并不做常规推荐。

〔熊贤良〕

140 未来治疗肺高血压有什么药物以及新的手段？

现阶段批准的肺高血压治疗药物主要针对第1类及第4类肺高血压，其主要以调控肺血管的收缩和舒张的平衡来改善症状。随着对肺高血压发病机制的深入理解，未来的药物治疗主要集中在血管重塑的病理机制及特异性信号传导途径上，目前一些更安全、有效、耐受性好、便携的新型药物正在进行临床研究，有望将来在临床上得到应用。

（1）基因靶点：BMPR2是肺动脉高压的重要易感基因，BMPR2/BMP信号通路是重要的病理机制干预靶点，迄今为止唯一正在用于Ⅱ期临床试验的是FK506（tacrolimus），它能够通过靶向结合FKBP12来激活BMPR2介导的信号通路。基于所有的肺动脉高压患者中都存在BMPR2信号通路的损伤，基因治疗从该信号通路各个方向尝试干预，如Chloroquine能够抑制溶酶体降解BMPR2蛋白；Ataluren能够通过增加转录的敏感性，修复因无义突变产生转录终止导致的蛋白质降解；Sotatercept是一种新型Activin受体融合蛋白，能够通过抑制TGF-beta通路来增加BMP信号通路的活性，这些药物未来均有望带来临床获益。

（2）表观遗传调控和DNA损伤修复：即使对肺动脉高压的表观遗传学研究知之甚少，在细胞和动物实验中已经正式组蛋白去乙酰化抑制药能够治疗肺动脉高压，但仍需研究设计新的亚型用来避免该类制剂的心血管毒性。

DNA 损伤的修复药物 Olaparib 为一种 DNA 多聚合成酶抑制药，已经在动物试验中逆转肺动脉高压。该药正用于乳腺癌治疗的Ⅰ期临床试验，并推荐有望治疗心功能Ⅱ～Ⅲ级的肺动脉高压患者。

（3）酪氨酸激酶抑制药：尼罗替尼是第二代口服酪氨酸激酶抑制药，较伊马替尼具有更好的安全性，目前一项持续 24 周的安慰剂对照Ⅱ期临床研究正在进行中，风险及收益评估依然是重要的观察内容。但其他酪氨酸激酶抑制药如 Dasatinib 及 Sorafenib 在单中心临床试验中被证实加重了肺血管血流动力学且不良反应明显。

（4）代谢、炎症和免疫因素：胰岛素抵抗与肺动脉高压的死亡率和致死率相关，通过抑制胰岛素抵抗的相关药物的临床试验正在进行中，旨在改善右心室功能并改善肺血流动力学。还氧化磷酸化及糖代谢的药物，Dichloroacetate 也被认为能够治疗 PAH。Rituximab 作为一种 CD20 单克隆抗体，其治疗结缔组织病相关性肺动脉高压的研究也正在进行中，还有在研的药物 Tocilizumab，为白介素-6 的拮抗药用来治疗肺动脉高压。Elafin、内源性弹力蛋白酶抑制药也因其促凋亡及减少新生内膜病灶的作用有望应用于临床。有研究表明铁缺乏与肺动脉高压的预后相关，开放标签的铁剂替代试验表明铁剂治疗组运动耐量改善，并且近期相关的双盲试验即将完成。

（5）雌激素信号通路：芳香环酶能够将雄激素转化为雌激素，它在肺血管重塑方面发挥重要作用。Anastrozole 是一种芳香环酶抑制药，已经在一项小型的临床试验中被证明可以改善 6 分钟步行距离。

（6）5-羟色胺受体拮抗药：5-羟色胺既是血管收缩药也对肺血管细胞有促增殖作用。Terguride（特麦角脲）是强有力的 5-羟色胺受体拮抗药，能够抑制高度表达于肺动脉的 5-羟色胺受体，从而调控肺动脉高压发病过程，目前特麦角脲的Ⅱ期临床研究正在进行中。Tryptophan hydroxylase 1 是 5-羟色胺合成的限速酶，其抑制药的临床研究也有望在未来实施。

（7）肺动脉去神经术：该术式为一项干预性的治疗方法，阻断了肺循环的交感神经。在一项纳入 13 名患者的单中心试验中通过心导管治疗进行了该手术，患者的平均肺动脉压力得到了明显下降，并改善了 6 分钟步行距离。现阶段更多的临床试验正在验证该治疗的安全性和有效性。

（8）干细胞：一项为期 12 周的开放标签试验中，在严重的成人肺动脉高压患者中输注内皮祖细胞后 6 分钟步行距离和血流动力学参数均得到改善。类似的结果也在小儿特发性肺动脉高压中得到证实。一项Ⅰ阶段临床试验通过内皮—氧化氮合成酶传输内皮祖细胞至肺动脉高压的患者，方案为3天的输注流程，观察1、3、6个月后，6分钟步行距离得到了明显改善，且血流动力学和血气参数无恶化。除了内皮祖细胞输注，心源性细胞输注能够激发内源性干细胞聚集于血管损伤处发挥抗炎症反应、抗纤维化、抗凋亡等作用。最近一项Ⅰ期临床试验正在启动，旨在探索心源性细胞输注治疗肺动脉高压的有效安全剂量，其结果令人期待。

〔宋　洁〕

第四篇

生活篇

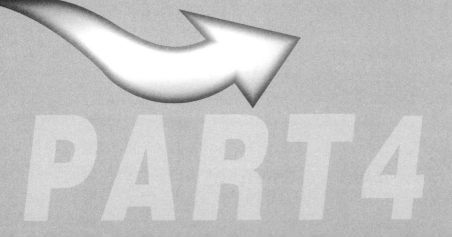

PART4

141 肺高血压患者在日常生活中要注意什么?

每次看门诊或查房时,患者总会问我:肺高血压除吃药以外,生活上要注意些什么?可不可以运动?饮食要注意些什么?在这里一并回答大家了。

肺高血压是一个长期的、慢性的疾病,需要长期治疗。肺高血压患者的一般治疗非常重要,其对维持患者的生活质量、降低再住院率非常有益,日常生活主要包括饮食控制、预防感染、监护下轻体力活动、避孕和心理支持五大方面。

(1)低盐低脂饮食:建议低盐饮食,如心功能Ⅲ级或以上,即有心衰的患者要采取低盐(钠)饮食,因为盐会让水分在体内潴留,引起浮肿从而导致心脏负担加重。要注意日常饮食以低热量、清淡易消化为主,并摄入充足维生素和碳水化合物。有水肿的心力衰竭患者每天摄入食盐控制在 5 g 以下,重度心力衰竭在 2 g 以下,不吃或少吃咸菜与带盐零食、碱发酵的馒头,适当控制水分摄入。

(2)预防感染:包括每年常规接种肺炎链球菌和流感灭活病毒疫苗。肺炎链球菌和流行性感冒是导致肺高血压患者肺炎的首要病因,而肺炎可导致7%的患者死亡,常规疫苗接种可减少肺高血压的感染发生率。肺高血压患者一定要避免感冒,感冒可诱发感染会影响心功能。经常做筛查诊治,定期随访。至少 3 个月复查一次,做一些心脏功能检查,根据心脏功能情况,决定是否要复查导管和其他检查,是否需要调整药物。

(3)可根据心功能进行适度的运动:日常运动训练可提高患者活动能力和生活质量。病情稳定,也不能去做体育运动,爬山、游泳、滑船等,需避免剧烈运动,以防加重病情。WHO建议肺高血压心功能Ⅲ~Ⅳ级的患者推荐仅在监护下进行康复运动,我们建议适度、适当的运动,如慢跑、散步、打太极、瑜伽等。

(4)避免到高海拔地区或者乘飞机旅行:高海拔地区或乘飞机时,由于缺氧可导致肺动脉收缩,肺动脉压力会很快增加,使病情迅速加重。所以肺高血压患者,特别是心脏情况很差的患者,千万不要到高海拔地区(海拔超过 1500 m）去旅行。如确实需要乘飞机，建议先去做动脉血氧饱和度测定，如果血氧饱和度已下降至90％者，在飞机上最好吸氧。

（5）避孕：女性肺高血压患者需要严格避孕。研究表明女性肺高血压患者妊娠期死亡率高达30％～50％。艾森门格综合征患者即使应用最好的支持治疗，病死率仍高达50％。肺高血压患者有可能发生发生死胎、早产和宫内发育迟缓。因此推荐有计划的避孕。避孕措施包括口服避孕药或埋入宫内节育器。单独使用孕酮类口服避孕药更受欢迎，因其还可避免雌激素带来的潜在风险。妊娠前3个月治疗性终止妊娠应慎重。

（6）心理支持：对于肺高血压患者和家庭而言，抑郁、焦虑等心理问题较为常见。对于某些患者应及时引荐心理医生。社交聚会对解决患者心理问题很有帮助。总的来说，只要坚持服药，绝大多数肺高血压患者还是可正常生活，上班、处理日常工作和参加社交活动一般都不受影响。

〔李　江〕

142 肺高血压患者如何调节心理？

许多肺高血压患者由于生活质量下降而产生焦虑和情绪低落。必要时需要心理学家及精神科医生的及时疏导。事实上得了这种病患者可能有很多无奈，怨天、怨地、怨命运。但是患者自己决不要轻言放弃，相信奇迹会降临到每一个人身上。保持好心情、保持好心态轻松过好每一天。记住一句俗话；不是病死的，是被自己吓死的。快乐是一天，痛苦也是一天，所以还是快快乐乐的过好每一天！患者还可以多和家人、朋友多交流，从身边人获得助，能够缓解并释放负面情绪。投入其他事情，如做一份轻松的工作、参加各种有趣的活动也有利于转移负面情绪，让心情愉悦起来，战胜病魔。

〔宋　洁〕

143

肺高血压患者在什么情况下需要卧床休息？

一般情况下，轻中度肺高血压患者并不需要卧床休息，因为有研究表明适度的运动可以改善肺高血压患者的症状及预后，而卧床休息则并不能带来获益；相反，长期卧床休息会加重患者的心理负担，并有可能引发静脉血栓形成。因为长期卧床，血液流动较慢，且肺高血压患者肺动脉本身内皮细胞已经受损，容易形成血栓，因此，对于轻中度的肺高血压并不需要卧床休息。建议患者可以适当运动并找一份适合自己的工作，从而保证自己有一定的经济来源，因为肺高血压治疗的需要很长一段时间，甚至是终身，而治疗的药费又相当昂贵。对于重度肺高血压患者而言，是否需要卧床休息则需要根据是否合并有其他情况而定，如重度的肺高血压合并有严重的心力衰竭，则需要卧床休息，特别是急性右心衰，其主要表现为呼吸困难，双下肢和/或面部水肿，胃口不好等，出现以上情况建议及时去医院就诊，以免延误病情诊治。而对于轻中度的心力衰竭，则可以视自己的耐受情况而定，以不增加心脏负担且自己又感觉良好为宜。因为过度的运动会增加心脏的负担而加重病情，而适度的运动则可以改善预后。对于重度肺高血压合并晕厥或者大咯血的患者，则需要适当的卧床休息，当然这种情况下最好去医院就诊，以得到更好的治疗及护理，以免在家休息延误病情。

〔宋 洁〕

144

肺高血压患者如何记录自己的治疗档案？

由于肺高血压治疗的长期性，肺高血压患者能够如实记录自己的病情变化、用药情况、对药物的反应等显得特别重要。在中国肺高血压一般情况下在大医院才能得到确诊，而关注这方面疾病的医生也相对较少，因此很多肺高血压患者会集中在一两个医生那里看病，随着患者的增多，很多时候这一两个医生对每个患者的病情以及用药情况记得就不是很清楚了。此时患者自己就应该学会发挥主动性、积极性，将自己每次看门诊，住院的资料整理好，每次看门诊或住院的用药情况以及用药的不良反应、症状改善情况如实记录，这样在病情加重住院或者看门诊时，将自己的以往资料带到医院，医生便可以很清楚的了解您的情况，从而给予个体化的治疗，这样便更加有利于疾病的治疗和康复。事实上所谓"久病成良医"，在多次住院或看门诊治疗并通过在网上对肺高血压相关知识的学习，再加上您自己对病情的如实记录，在一段时间过后，您自己便可明确哪种药物适合自己，什么方案比较合适自己。而对于长期服用华法林抗凝血治疗的患者，自己的主动性以及积极性也显得非常重要，因为该药物受饮食，其他药物、饮酒、睡眠等多因素影响，从而会导致国际标准化比值（INR，一般会要求控制在 2～3）经常波动。而患者自己通过记录则可以明确哪些食物（药物）会对 INR 产生明显的影响从而避免抗凝血不足或者抗凝血过度而导致出血。据我们多年观察，熟悉肺高血压诊疗知识、配合医生治疗的"老患者"比不懂疾病知识，治疗配合不佳的"新患者"预后好很多。除此之外，每个患者还应该学会记录整理自己的健康治疗档案，有利于医生的随访，也有利于疾病的治疗、自我康复和评估。

〔李　江〕

145 肺高血压患者可以过性生活吗？

肺高血压患者发展到一定阶段（心功能Ⅱ～Ⅲ级以上），其体力活动就会受到一定限制，但这并不意味着一定不能有性生活。患者当前的运动能力是决定性活动的依据，如果现在体力只是轻度受损，在不过度劳累的前提下，是可以享受性生活的；当然过分纵欲对任何人都不是好事。

〔李　江〕

146

哪些药物对月经及妊娠有影响？

华法林作为口服抗凝血药，月经过多为其不良反应之一。靶向治疗药物中西地那非可能导致月经周期紊乱。肺高血压患者应避免妊娠，若坚持妊娠也有部分药物因致胎儿畸形这一严重副作用，需明确告知。妊娠女性和可能会怀孕的女性绝对禁用内皮素受体拮抗药（波生坦、安立生坦和马昔腾坦）和可溶性鸟苷酸环化酶激动药（利奥西呱）。虽然数据有限，但采用与一般人群同样的适应证，大部分心功能分级Ⅲ、Ⅳ级的肺高血压妊娠女性应使用类前列腺素治疗，通常用依前列醇。鉴于给药的复杂性和与肺高血压本身以及分娩有关的潜在胎儿和母体并发症，如胎儿缺氧和急性心脏衰竭，妊娠女性患者的治疗需请多学科专家会诊。

〔宋　洁〕

147

妊娠期发现肺高血压怎么办？

当患肺高血压的女性患者怀孕或在怀孕期间新发肺高血压即为妊娠合并肺高血压，俗称妊娠肺动脉高压。妊娠时发现肺高血压也千万不要因此绝望，随着靶向药物的应用，妊娠肺高血压产妇的生存率也有提高，但国内外最新的肺高血压指南仍均明确指出所有肺高血压患者应避免妊娠。

妊娠肺高血压的常见类型包括特发性肺动脉高压、结缔组织病相关性肺动脉高压、先天性心脏病相关性肺动脉高压和慢性血栓栓塞性肺高血压。妊娠肺高血压的机制包括血容量增多、循环负荷过重、雌孕激素作用、血管扩张、高凝血状态等因素，患者中约 1/3 是在原有肺动脉高压基础上进一步恶化而来，也有约 2/3 为新发生。妊娠第 5～8 个月至产后 48 小时是妊娠肺高血压患者的恶性事件如急性心力衰竭等的高发期。

妊娠肺高血压也常因发现大多数的肺动脉高压症状如胸闷、气短、下肢水肿、眩晕等起病，但常可与正常孕妇症状重叠而不易察觉。妊娠早期进行超声心动图检查，既有助于对先心病等肺动脉高压的基础疾病进行筛查，也能对新发肺高血压进行早期预警。肺动脉高压的超声指标如右心房室内径、室间隔与左心室受压与否、三尖瓣反流速度、下腔静脉内径及是否塌陷等可提高筛查的准确性。妊娠中后期应对可疑肺高血压患者密切超声随访，并寻求专业的肺高血压诊治中心联合妇产科医生综合评估以决定终止妊娠时间和治疗决策。

若患者坚持妊娠或妊娠期间发现肺高血压，应遵循多学科会诊讨论患者治疗方案。药物治疗仍以对症处理为主：改善液体负荷过重，控制右心衰。具体措施包括使用利尿药减轻水肿，适当使用正性肌力药物增强右心功能，血管活性药物维持身体脏器的血流灌注。钙通道阻滞药的使用仍遵循普通患者的治疗原则，即肺血管扩张试验阳性，但需注意钙通道阻滞药对子宫收缩的影响。对于肺血管靶向药物，由于内皮素受体拮抗药（波生坦、安立生坦和马昔腾坦）和可溶性鸟苷酸环化酶激动药（利奥西呱）可导致胎儿畸形，因此为妊娠患者为禁忌用药。可使用的药物包括前列环素类、5型磷酸二酯酶抑制药和钙通道阻滞药等。心功能Ⅰ～Ⅱ级的患者可单独使用5型磷酸二酯酶抑制药，如西地那非，大部分功能分级Ⅲ～Ⅳ级的肺动脉高压妊娠女性应使用类前列腺素治疗。妊娠患者还应积极预防血栓栓塞和羊水栓塞，可使用不能穿过胎盘屏障、无引起胎儿出血和畸形风险的肝素和低分子肝素，而口服抗凝血药如华法林以及非维生素K拮抗药应避免使用。其他机械辅助治疗方法包括体外循环、主动脉囊内球囊反搏、体外膜肺氧合、右心室辅助装置现也逐渐应用于临床。

综合考虑母亲和胎儿发育情况选择剖宫产终止妊娠。症状较轻、心功能尚可的患者可在孕32～34周胎儿发育较成熟时终止妊娠，而心功能进行性恶化的患者应及时终止妊娠。

〔宋　洁〕

148

肺高血压患者可以做哪些体力活动？能否做运动康复治疗？

如果肺高血压患者身体条件允许可以进行适量的体力运动，肺高血压患者由于缺少运动，导致外周肌肉萎缩。而增加运动后可以改善这种状况，并且在运动或称重，大脑可以释放内啡肽让患者心情更舒适，而且运动也可以提高。对仅有轻微气促症状的患者，鼓励进行身体锻炼。但对于活动后易致严重呼吸困难，头晕及胸痛的患者，要避免过度的体力运动。那么患者通常会有疑问，到底多大的运动量是安全合适的？哪种运动是安全的？

有研究显示体育锻炼可显著提高患者的活动耐力和生活质量。如果医院或社区条件允许，推荐患者在专业医生的指导下进行适度的运动康复训练。西方有随机的临床研究表明，15 周的运动锻炼后 6 分钟步行距离可显著提高 90 m，每天的运动的计划包括 10～25 分钟的室内骑行运动，步行 60 分钟以及轻量负荷下步行 30 分钟。基于该研究鼓励肺高血压的患者进行适度锻炼，在专业的指导下，建议规律的运动计划为：每天至少 30 分钟有氧运动和轻量的负重，并且可以随运动的进程逐渐提升活动耐量。

但并不是所有患者都能进行运动锻炼，需注意以下 4 点：①所有的患者在没有和肺动脉高压专业医生商讨之前，不能擅自进行运动锻炼的计划；②如果近期曾因肺动脉高压病情复发住院治疗，运动康复计划更需谨慎；③如果有头晕或昏厥的症状，不应进行运动；④如果在运动过程中出现胸痛，应立即停止运动锻炼并告知医生。

运动的过程中常常可以通过各种仪器（如智能手表、健身器材的感应器）监测心率，那么最大的心率应是 220－年龄，在运动过程中将心率控制在最大心率的 60～80％最为恰当。例如，一个 40 岁的患者，能够耐受的最大心率为 180 次/min。在运动过程中将心率控制在 105～140 次/min 较为合适。

另外，有部分患者需要长期氧疗维持，这种情况下看似艰难，实际上仍然可以进行运动康复训练，只是训练的时候戴上氧气装置即可，并在运动时可适当将氧流量调大至 1～2 L/min 都是可以的，运动后再调到平时使用的氧流量。

需要指出的是，上述推荐意见均来自西方发达国家的研究证据和经验，我国的患者应根据自身的生活习惯及耐受能力，并在咨询专业医生的前提下才能进行相关运动锻炼，否则把握不当可能加重心功能不全。

〔宋　洁〕

肺高血压患者如何控制水盐摄入?

肺高血压会因右心室不能承受过多的血流,引起机体液体负荷过重导致双下肢水肿、气短、乏力及胸痛不适,因此减少水盐负荷有助于减轻机体的水钠潴溜状态。

(1) 2 g的摄盐限制:2 g是相对严格的摄盐标准,通常患者出院时都会医嘱予低盐清淡饮食,刚开始限制摄盐过多常常会感到十分艰难,食之无味,那么可以鼓励家人都参与到低盐饮食的生活计划,诱惑也会少一些。平时的饮食中也要学会关注商品标签注明的含盐量,因为有的食物含盐量非常高,但如果不看标签完全不能察觉。

(2) 2 L的限水原则:患者应将每天的总入水量(饮水+静脉入量)控制在2 L以内,其中经口饮水量最好控制在750 mL以内。减少摄水量有利于减轻水肿及液体潴留。有很多患者常常会听说喝水喝得越多越有利于健康,但对于心功能不全的患者而言千万不能摄入过多液体,并且不仅仅是喝的白开水,包括茶、汤、饮料等也要计入摄水量的范畴。有很多患者服用利尿药来帮助减轻液体负荷,即使这样在服药的情况下,控制饮水量仍然是必要的。

患者如何知道自己机体内液体滞留过多呢?首先可以通过每天自称体重来判断,如果患者在两三天之内体重增加1.5 kg左右,那么需要立即咨询医生。通常医生会告诉患者可在家中口服利尿药如呋塞米、螺内酯来去除液体潴留。如果患者已经发展至出现临床症状如气短、脚踝水肿,那么提示体重已经增加了约5 kg,蓄积的液体越多门诊就诊利尿难度相对越大,可能需要收住院治疗才能改善症状。因此及早发现液体潴留的征兆并及时处理能有效减少住院次数并提高生活质量。

〔宋 洁〕

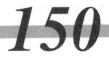

150 肺高血压患者体重一般需控制在什么范围？

肺高血压患者都需要控制体重，出院时我们都会告知患者应每天称体重，使体重保持在正常范围。如果超重心脏负担就会加重，心脏就需更加用力地泵血，同时心排血量也相应增加，诱发肺动脉压力增加，促使病情恶化。此外，身体肥胖者容易出现睡眠时打鼾和呼吸暂停，可能引起肺动脉压力增加。

理想体重的计算方法：男性理想体重(kg)＝身高(cm)－105；女性理想体重(kg)＝身高(cm)－100。

体重指数（BMI）被公认为反映蛋白质热量营养不良以及肥胖症的可靠指标，计算公式如下：BMI＝体重（kg）/身高^2（cm）^{2}。根据中国的参考标准，正常值为 18.5～23.9；≥24 为超重；24～27.9 为偏胖；≥28 为肥胖；其中最理想的体重指数是 22。

所以对于每一个肺高血压患者均应尽量达到理想体重，多吃一些清淡的食物和蔬菜，低盐低脂优质蛋白饮食，同时适量运动，保持良好的生活习惯。

〔盛　斌〕

151 肺高血压患者可以抽烟、饮酒吗？

肺高血压患者不能吸烟，吸烟是增加心血管疾病风险的一个重要危险因素。烟中含大量尼古丁等有毒物质会导致心跳加快、血压升高，还会使已经狭窄的肺血管发生收缩或痉挛，血流阻力增大，导致血管壁损伤，血液黏度增加，促进血栓形成，进一步导致病情恶化甚至诱发猝死。因此，抽烟的患者不仅要戒烟，而且还要远离那些吸烟者，防止被动吸烟。

肺高血压患者可以适量饮酒，但不能大量饮酒，饮酒量推荐为：不超过50 g 红葡萄酒或 1 杯啤酒。因为大量饮酒可使心跳加速，血管收缩，血压升高，还可以促使钙盐、胆固醇等沉积在血管壁，加速动脉硬化，加重心脏负担；大部分酒精代谢发生在肝脏，长期大量饮酒最终可发展为酒精性肝硬化，甚至一次大量饮酒也可能导致急性肝衰竭，并引起门静脉高压相关性肺高血压病情加重；另外，还可引发精神障碍疾病、急性或慢性胰腺炎、癌症、糖尿病等。

〔盛　斌〕

152 肺高血压患者如何改善睡眠质量？

不少肺高血压患者存在或合并有精神心理问题，如焦虑或抑郁状态，患者多有睡眠欠佳、心烦不安及对感兴趣事物失去兴趣等表现，对此类人群应加强健康教育和心理支持，让患者了解疾病的发生及预后，减少误解及不了解所造成的心理障碍；同时让患者了解精神心理障碍对疾病本身的影响，使肺高血压患者重视精神心理障碍的治疗。运动治疗除改善患者活动耐量同时能够改善患者的焦虑、抑郁症状，进而改善患者睡眠状况，但运动疗法应严格掌握适应证。对于教育、心理疏导及运动治疗效果欠佳的患者，可酌情加用药物治疗，常用的抗焦虑抑郁药物有 5 - 羟色胺再摄取抑制药、单胺氧化酶抑制药、去甲肾上腺素再摄取抑制药等，对于不合并精神心理疾病单纯睡眠欠佳患者也可应用苯二氮䓬类镇静药。

〔朱腾腾〕

153 肺高血压患者能够从事多大强度的工作？

对肺高血压患者来说日常生活中是可以上班工作的，鼓励肺高血压患者采取积极主动的生活方式，对于病情较轻、稳定的患者可参加相对轻松、力所能及的工作，如接听电话、整理文件、分发信件、操作电脑等。参加的体力活动强度应以不出现症状（如呼吸困难、晕厥、胸痛等）为宜，避免到高海拔地区工作，低氧会加重肺高血压患者肺血管收缩。

〔盛　斌〕

154

肺高血压患者可以坐飞机旅行吗？

肺高血压患者在外出旅游前都应充分了解自身病情，知道自己的体力限度，不要超越这个极限。对于平时就有呼吸困难胸闷气短的患者，是不建议乘坐飞机的，因为飞机起降过程中大气压差变化较大，存在很大的风险性；对于一般状况尚可的患者，出行前需准备充分，包括制订完善计划、随身携带充足的药物及病历资料、了解飞机吸氧设备等，谨慎选择出行方式，在保障自身健康不受危害的前提下进行旅行。

〔杨晓洁〕

155

肺高血压患者可以去高原地区旅行吗？

首先，我们不建议肺高血压的患者去高原地区旅游，其主要原因在于：在高原地区（海拔1500～2000 m以上），空气越来越稀薄，氧气含量越来越低，而部分肺高血压的患者往往会有低氧的表现，有嘴唇，手指发绀，青紫，手指测出来的血氧含量偏低（＜85％）。因此如果去高原旅行的时候会加重缺氧，导致低氧血症，肺血管收缩，可诱发心功能衰竭加重病情。因此我们不建议肺高血压患者去高原地区旅行。

〔罗　俊〕

156

肺高血压患者可以游泳、蒸桑拿吗？

不是所有的肺高血压患者都需要卧床休息，病情稳定患者可以进行适度的运动和康复训练，有助于改善运动耐量和生活质量，因此部分患者可以进行游泳锻炼，但强度以不引起明显胸闷气短、眩晕为宜。桑拿浴可引起全身性生理变化，高温高湿可引起心率增快、外周动脉扩张、大量出汗，冷水浴又会引起心率减慢、外周血管收缩，冷热交替引起血压大范围内波动，容易发生心血管意外甚至危及生命，因此肺高血压患者不建议进行桑拿浴。

〔朱腾腾〕

157 肺高血压患者多久复查一次？复查内容有哪些？

肺高血压患者通常在治疗后 3~6 个月或更改治疗 3~4 个月复查一次，复查内容具体可参考本书附录。临床评估主要包括：①抽血检验，如血常规、铁代谢、电解质、肝肾功能、甲状腺功能、凝血功能、NT-proBNP；②6 分钟步行距离试验，Borg 呼吸困难评分，WHO 心功能分级；③胸部 X 线；④心电图；⑤超声心动图；⑥肺功能测定、心肺运动试验；

如出现临床恶化情况，随时联系专科医生进行指导，必要时完善右心导管检查及住院行进一步治疗。

〔宋　洁〕

158 肺高血压患者漏服药物如何处理？

规律服药是治疗中很重要的一部分，直接影响治疗效果。然而日常用药如果漏服了一次，首先需要记住的是千万不要下次加倍，因为现有的肺高血压的靶向治疗为血管扩张药物，剂量过大容易引起低血压等不良反应。如果漏服时间超过两次服药间隔时间（如每天服药一次，间隔时间为 1 天）的一半以上，即就快到下次服药时间了，那就不用补服，等到下次服药时间按照正常剂量服药即可。如果漏服时间不超过服药间隔的一半，那就马上按照正常剂量补服，并按照原有的服药间隔时间，推迟下一次服药时间。例如，平时都是清晨 7 点服药，某次忘记了 8 点才想起，那么就 8 点补服，并同时将以后每次服药时间也调整至 8 点。

〔宋　洁〕

159 肺高血压患者需要服用中药吗？

现有的中药治疗整体机制尚未完全明确，在研的中药的治疗作用主要是抗血管炎症反应、扩张肺血管、抑制肺动脉平滑肌细胞增殖及抗血栓形成作用，具体单药有川芎嗪，作用为活血行气、祛风止痛，药理研究有抑制内皮素、抑制血小板聚集、抑制血栓素 A2 合成酶活性等扩张血管、抑制肺血管重塑。丹参酮ⅡA磺酸盐（sodium tanshinone IIA sulfonate，STS），是活血化瘀药物丹参的主要活性成分，已被广泛用于治疗心血管疾病。研究表明，STS 可通过 c-Jun/Akt 通路，减少典型瞬时受体电位 TRPC1 和 TRPC6 的表达，从而降低右心室收缩压，缓解右心室肥厚以及外周肺血管增厚。另外有研究表明，STS 可抑制人动脉平滑肌细胞增殖，并且通过蛋白激酶 G 和过氧化物酶体增生物激活受体 γ 信号轴，抑制低氧诱导肺动脉平滑肌细胞的钙离子流入，降低肺血管阻力。因 STS 疗法对大剂量实验的观察终点有影响，可能存在副作用。类似的中药还有汉防己甲素、灯盏花素、羟基红花黄色素 A、葛根素、红景天苷、三七皂苷 R_1 等中药单体，红景天、通心络、三黄泻心汤、肺心汤等复方制剂，其中有基础实验证明通心络（成分包括人参、水蛭、全蝎等）能降低肺高血压大鼠模型的平均肺动脉压和右心室肥厚指数，并减轻肺小动脉增厚、平滑肌增殖和肺血管重塑。

尽管药物的机制研究揭示了治疗肺高血压的可能性，但是，现阶段仍缺乏随机、双盲对照研究予以证实，具体的药物剂量的把控尚无循证医学证据支撑。依据 2018 年最新的中国肺高血压指南，肺高血压的患者现有的药物治疗原则仍以一般对症支持治疗及靶向药物治疗为主，对于中药治疗迄今尚无统一的专家共识推荐意见，未来对于传统医学治疗肺高血压的探讨仍有很大的发展前景。

〔宋　洁〕

160 肺高血压患者哪些情况下需要紧急求医？

以下情况需要紧急求医：①胸痛；②感觉有快速或不规则的心脏跳动；③意识模糊或快要意识模糊了；④晕厥；⑤高热或长时间发热；⑥咯血；⑦咳出有颜色的痰；⑧支气管炎或胸部堵塞的感觉；⑨严重的呼吸困难。

〔宋　洁〕

附 录

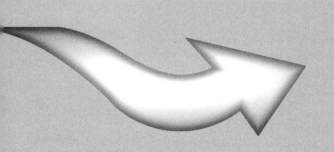

一、6分钟步行距离试验登记表

表1   6分钟步行距离试验

姓名	性别		年龄		病案号	
入院日期			记录日期			
试验前	心率（次/min）		血压（mmHg）		呼吸频率（次/min）	
试验后	心率（次/min）		血压（mmHg）		呼吸频率（次/min）	
试验前	血氧饱和度（%）		试验后		血氧饱和度（%）	
6分钟步行距离（m）			是否完成试验　　是　　否			
试验后 Borg 呼吸困难评分						
试验后症状						
Borg 呼吸困难评分标准						
0分：完全没有，"没事"代表您没有感觉到任何费力，没有肌肉劳累，没有气喘吁吁或呼吸困难。						
0.5分：刚刚感觉到（非常微弱，刚刚有感觉）						
1分：非常轻微，（"很微弱"代表很轻微的费力。按照您自己的步伐，你愿意走更近的路程。）						
2分：轻微，（"微弱"）						
3分：中等（代表有些但不是非常的困难。感觉继续进行是尚可的、不困难的）						
4分：稍微严重						
5分：严重（"强烈-严重"非常困难、劳累，但是继续进行不是非常困难。该程度大约是"最大值"的一半）						
6分：5~7之间						
7分：非常严重（"非常强烈"能够继续进行，但是非常的劳累）						
8分：7~9之间						
9分：非常非常严重（几乎达到最大值）						
10分：最大值（"极其强烈-最大值"是极其强烈的水平，对大多数人来讲这是他们以前生活中所经历的最强烈的程度）						

　　6MWT注意事项：可能在步行过程中气喘或精疲力竭。可以减缓步行速度或停止步行，并得到必需的休息。可以在休息时靠墙站立，但是必须尽可能地在可以步行的时候继续步行。这个试验中最重要的事情是应该尽量在6分钟之内走尽可能长的距离，但不可以奔跑或慢跑。医生会告诉你时间，并在6分钟时让你知道。当医生喊"停"的时候，请站在你当时的位置不动。

执行医生（护士）：

执行时间：　　年　　月　　日

Borg 指数

0 分：一点也不觉得呼吸困难或疲劳

0.5 分：非常非常轻微的呼吸困难或疲劳，几乎难以察觉

1 分：非常轻微的呼吸困难或疲劳

2 分：轻度的呼吸困难或疲劳

3 分：中度的呼吸困难或疲劳

4 分：略严重的呼吸困难或疲劳

5 分：严重的呼吸困难或疲劳

6～8 分：非常严重的呼吸困难或疲劳

9 分：非常非常严重的呼吸困难或疲劳

10 分：极度的呼吸困难或疲劳，达到极限

二、《中国肺高血压诊断和治疗指南 2018》（节选）

肺高血压指各种原因导致的肺动脉压力升高，包括毛细血管前性肺高血压、毛细血管后性肺高血压和混合性肺高血压（肺动脉和肺静脉压力均升高）。肺高血压的血流动力学诊断标准为：海平面状态下、静息时、右心导管测量肺动脉平均压（mean pulmonary artery pressure，mPAP）≥25 mmHg（1 mmHg＝0.133 kPa）。正常人 mPAP 为（14±3）mmHg，上限为 20 mmHg。

肺动脉高压（PAH）指孤立性肺动脉压力升高，而左心房与肺静脉压力正常，主要由肺小动脉本身病变导致肺血管阻力增加，且不合并慢性呼吸系统疾病、慢性血栓栓塞性疾病及其他未知因素等导致的肺高血压。PAH 的血流动力学诊断标准为右心导管测量 mPAP≥25 mmHg，同时肺动脉楔压（pulmonary arterial wedge pressure，PAWP）≤15 mmHg 及肺血管阻力＞3 Wood。

特发性肺动脉高压（idiopathic pulmonary arterial hypertension，IPAH）是一类无明确原因、以肺血管阻力进行性升高为主要特征的恶性肺血管疾病。血流动力学符合 PAH 诊断标准。

关于上述术语的中英文翻译说明：肺高血压、肺动脉高压和特发性肺动脉高压特指英文专用术语"pulmonary hypertension""pulmonary arterial hypertension"和"idiopathic pulmonary arterial hypertension"的中文译称。学术界有人倾向将"pulmonary hypertension""pulmonary arterial hypertension"翻译为"肺动脉高压"和"动脉性肺动脉高压"，但本指南仍保留 2007 年《肺动脉高压筛查诊断与治疗专家共识》所使用的术语：①参考我国学术界习惯用语"pulmonary embolism"一般都译为"肺栓塞"而不是常规译为"肺动脉栓

塞"，我国学术界基本公认"肺栓塞"就是肺动脉栓塞，几乎没有学者认为"肺栓塞"还包括"支气管动脉栓塞"或"支气管、肺泡内部堵塞"等引人异议的理解。②日本、我国台湾学者也均将"pulmonary hypertension"翻译为"肺高血压症"。

本指南推荐的肺高血压临床分类仍延续既往五大类分类原则，并参照2018年第6届世界肺高血压大会最新内容进行修订，详见表2。

表 2 肺高血压临床分类

1. 肺动脉高压（PAH）	3.1 阻塞性肺疾病
1.1 特发性 PAH	3.2 限制性肺疾病
1.2 急性肺血管扩张试验阳性 PAH	3.3 其他混合性限制/阻塞性肺疾病
1.3 遗传性 PAH	3.4 非肺部疾病所致低氧
1.4 药物和毒物相关 PAH	3.5 肺发育异常性疾病
1.5 相关因素所致 PAH	**4. 肺动脉阻塞性疾病所致肺高血压**
1.5.1 结缔组织病	4.1 慢性血栓栓塞性肺高血压（CTEPH）
1.5.2 人类免疫缺陷病毒（HIV）感染	4.2 其他肺动脉阻塞性病变所致肺高血压
1.5.3 门静脉高压	4.2.1 肺动脉肉瘤或血管肉瘤
1.5.4 先天性心脏病	4.2.2 其他恶性肿瘤
1.5.5 血吸虫病	4.2.3 非恶性肿瘤
1.6 肺静脉闭塞病（PVOD）/肺毛细血管瘤（PCH）	4.2.4 肺血管炎
1.7 新生儿持续性肺高血压（PPHN）	4.2.5 先天性肺动脉狭窄
2. 左心疾病所致肺高血压	4.2.6 寄生虫阻塞
2.1 射血分数保留的心力衰竭（HFpEF）	**5. 未知因素所致肺高血压**
2.2 射血分数降低的心力衰竭（HFrEF）	5.1 血液系统疾病
2.3 心脏瓣膜病	5.2 系统性疾病
2.4 先天性毛细血管后阻塞性病变	5.3 其他：慢性肾功能衰竭，纤维纵隔炎，节段性肺高血压
3. 呼吸系统疾病和/或缺氧所致肺高血压	5.4 复杂先天性心脏病

（一）我国流行病学和预后特点

我国缺乏普通人群肺高血压及 PAH 的流行病学数据。PAH 病因分布也与西方国家明显不同，我国最常见的病因为先天性心脏病，其次为 IPAH 和结缔组织病相关 PAH，结缔组织病相关 PAH 最常见病因为系统性红斑狼疮和干燥综合征。我国 IPAH 以中青年女性为主,老年患者相对少见。

2006 年以前我国没有 PAH 靶向药物,IPAH 和家族性 PAH 的 1、3 和 5 年生存率分别为 68.0%、38.9% 和 20.8%,2007 年以后我国逐步进入靶向药物时代。2011 年我国研究表明,IPAH 的 1、3 年生存率分别为 92.1%、75.1%,基本达到西方发达国家水平。

(二)危险因素

根据与 PAH 发生的相关程度和致病性,将危险因素分为确定致病及可能致病,详见表 3。

表 3　　　　　　　　　　确定和可能导致肺动脉高压的药物和毒物

确　定	可　能
阿米雷司	可卡因
芬氟拉明	苯丙胺
右芬氟拉明	苯丙醇胺
甲基苯丙胺	L-色氨酸
苯氟雷司	圣约翰草(贯叶连翘)
达沙替尼	干扰素 α、干扰素 β
毒性菜籽油	烷基化药物,如丝裂霉素 C、环磷酰胺等
	博舒替尼
	直接抗丙肝病毒药物
	来氟米特
	中药青黛

(三)肺高血压诊断流程

建议对疑诊肺高血压的患者首先考虑常见疾病如第二大类的左心疾病和第三大类的呼吸系统疾病,然后考虑 CTEPH,最后考虑 PAH 和未知因素所致。对疑诊 PAH 的患者应考虑相关疾病和/或危险因素导致的可能,仔细查找有无家族史、先天性心脏病、结缔组织病、HIV 感染、门静脉高压、与肺动脉高压有关的药物服用史和毒物接触史等。肺高血压的诊断流程见图 1。

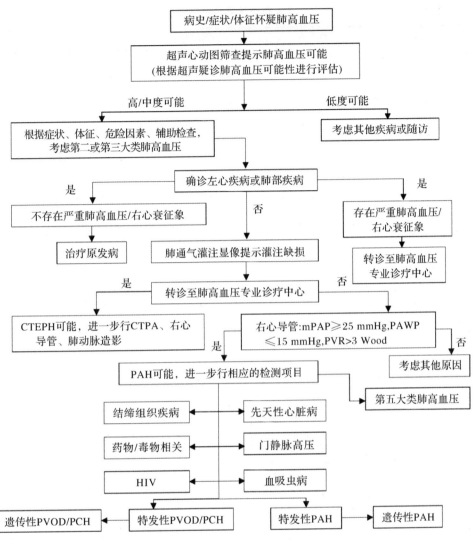

图 1　肺高血压诊断流程图

CTEPH：慢性血栓栓塞性肺高血压；CTPA：CT 肺动脉造影；mPAP：肺动脉平均压；PAWP：肺动脉楔压；PVR：肺血管阻力；PAH：肺动脉高压；HIV：人类免疫缺陷病毒；PVOD：肺静脉闭塞病；PCH：肺毛细血管瘤；1 mmHg=0.133 kPa。

（四）PAH 风险评估和随访

因目前尚无单独指标能准确判断患者病情和评估预后，故需综合多个临床指标进行评估。第 6 届世界肺高血压大会推荐使用简化的危险分层量表（表 4），通过评估治疗前基础状态和短期治疗（3～6 个月）后的关键临床指标来预测患者长期预后。需强调目前推荐的危险分层量表仅适用于成人 PAH 患者。其他类型肺高血压和儿童 PAH 尚缺乏统一的危险分层量表。

表 4　　　　　　　　　　　　　　成人肺动脉高压危险分层

预后的决定因素	低风险	中风险	高风险
A　WHO 功能分级	Ⅰ，Ⅱ	Ⅲ	Ⅳ
B　6 分钟步行距离	＞440 m	165～440 m	＜165 m
C　血浆 NT-proBNP	BNP＜50 ng/L	BNP 50～300 ng/L	BNP＞300 ng/L
水平	NT-proBNP＜300 ng/L	NT-proBNP 300～1400 ng/L	NT-proBNP＞1400 ng/L
	OR	OR	OR
	右心房压力＜8 mmHg	右心房压力 8～14 mmHg	右心房压力＞14 mmHg
D　血流动力学指标	心指数≥2.5 L/min/m²	心指数 2.0～2.4 L/min/m²	心指数＜2.0 L/min/m²
	混合静脉血氧饱和度	混合静脉血氧饱和度	混合静脉血氧饱和度
	＞65%	60～65%	＜60%

注：WHO 为世界卫生组织；NT-proBNP 为 N 末端 B 型脑钠肽；1 mmHg＝0.133 kPa。

（五）治疗

肺动脉高压的治疗流程见图 2。

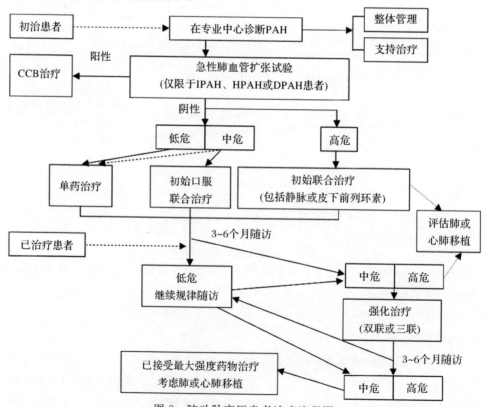

图 2　肺动脉高压患者治疗流程图

PAH：肺动脉高压；CCB：钙通道阻滞药；IPAH：特发性肺动脉高压；HPAH：遗传性肺动脉高压；DPAH：药物相关肺动脉高压；实线为明确推荐，虚线为可选推荐。

1. 一般和支持治疗建议：①女性 PAH 患者应避免妊娠（Ⅰ，C）。②PAH 患者应定期接种流感和肺炎疫苗（Ⅰ，C）。③应对 PAH 患者进行心理疏导（Ⅰ，C）。④对接受药物治疗的 PAH 患者建议在专人指导下进行运动康复锻炼（Ⅱa，C）。⑤WHO 心功能Ⅲ～Ⅳ级且动脉血氧分压＜60 mmHg 的 PAH 患者乘坐飞机时建议吸氧（Ⅱa，C）。⑥PAH 患者进行择期手术建议尽可能选择硬膜外阻滞（Ⅱa，C）。⑦PAH 患者运动锻炼时以不引起明显不适为宜（Ⅱb，C）。⑧合并右心功能不全和液体潴留的 PAH 患者应给予利尿药治疗（Ⅰ，C）。⑨IPAH、遗传性 PAH 及药物相关 PAH 可考虑长期口服抗凝药治疗（Ⅱb，C）。⑩合并矛盾性栓塞的艾森门格综合征、合并肺动脉原位血栓形成的 PAH 患者需酌情抗凝治疗（Ⅱb，C）。⑪PAH 患者应纠正贫血和/或缺铁状态（Ⅱb，C）。⑫PAH 患者不建议使用 ACEI、ARB、β受体阻滞药及伊伐布雷定，除非合并相关疾病如高血压、冠心病或左心功能衰竭等（Ⅲ，C）。

2. 钙通道阻滞药治疗建议：IPAH、遗传性 PAH 及药物相关 PAH 患者如急性肺血管扩张试验阳性，应给予大剂量钙通道阻滞药治疗（Ⅰ，C）。

建议对接受大剂量钙通道阻滞药治疗的 IPAH、遗传性 PAH 及药物相关 PAH 患者密切随访，治疗 3～4 个月后全面再评价（包括右心导管检查）（Ⅰ，C）。

对 WHO 心功能Ⅰ、Ⅱ级且血流动力学明显改善甚至接近正常的 IPAH、遗传性 PAH 及药物相关 PAH 患者，建议继续给予大剂量钙通道阻滞药治疗（Ⅰ，C）。

对 WHO 心功能Ⅲ、Ⅳ级或血流动力学改善不明显的 PAH 患者，建议启动 PAH 靶向药物治疗（Ⅰ，C）。

对未接受急性肺血管扩张试验或结果阴性的患者，不建议应用大剂量钙通道阻滞药治疗（Ⅲ，C）。

3. PAH 靶向药物治疗：如表 5、表 6 所示。

表 5　　　　　　　　　　PAH 靶向药物的类型、推荐用法和不良反应

药　物	适应证	推荐用法	常见不良反应
内皮素受体拮抗药			
波生坦	PAH	口服：成人 62.5～125 mg，每天 2 次；儿童 2 mg·kg^{-1}·d^{-1}，分 2 次口服	转氨酶增高
安立生坦	PAH	口服：成人 5～10 mg，每天 1 次；儿童 1.25～2.5 mg，每日 1 次	头痛，外周水肿
马昔腾坦	PAH	口服：成人 10 mg，每天 1 次；儿童暂无推荐	贫血，外周水肿
5 型磷酸二酯酶抑制药			

药 物	适应证	推荐用法	常见不良反应
西地那非	暂无	口服:成人 20~80 mg,每天 3 次;儿童,年龄$^{-1}$·d^{-1},分 3 次口服,体重 20 kg,20 mg,每天 3 次	潮热、视觉障碍
他达拉非	暂无	口服:成人 40 mg,每天 1 次,推荐 10~20 mg,每天 1 次起始;儿童 2.5~10 mg,每天 1 次	潮热、肌痛
伐地那非	暂无	口服:成人 5~10 mg,每天 2 次;儿童 1.25~2.5 mg,每天 2 次	潮热、肌痛
鸟苷酸环化酶激动药			
利奥西呱	PAH 和 CTEPH	口服:成人 1 mg,每天 3 次起始,逐渐加量至 2.5 mg,每天 3 次;儿童禁忌使用	消化道症状、咯血
人工合成前列环素类似物			
依前列醇	PAH	静脉泵入:2~4 ng·kg^{-1}·min^{-1}起始,一般推荐剂量 20~40 ng·kg^{-1}·min^{-1},最大可至 100 ng·kg^{-1}·min^{-1}以上	头痛、消化道症状、输注路径感染
伊洛前列素	PAH	雾化吸入:成人 10~20 μg,每 6 h 1 次;儿童暂无推荐静脉泵入:0.5~4.0 ng·kg^{-1}·min^{-1}	头痛、低血压、咳嗽
曲前列尼尔	PAH	皮和下静脉:1.25 ng·kg^{-1}·min^{-1}起始,逐渐增加至推荐剂量 20~40 ng·kg^{-1}·min^{-1}	输注部位疼痛、头痛和消化道症状
贝前列素	暂无	口服:成人 40~120 μg,每天 4 次;儿童暂无推荐	头痛、消化道症状
前列环素 IP 受体激动药			
司来帕格	PAH	口服:成人 200 μg,每天 2 次,每周上调200 μg至耐受剂量,最大剂量 1600 μg,每天 2 次;儿童暂无推荐	头痛、消化道症状

表 6　　根据 PAH 患者 WHO 心功能分级推荐靶向药物单药治疗建议

药　物	WHO 心功能分级					
	II 级		III 级		IV 级	
	推荐类别	证据水平	推荐类别	证据水平	推荐类别	证据水平
CCB	I	C	I	C	—	—
ERA						
安立生坦	I	A	I	A	II b	C
波生坦	I	A	I	A	II b	C
马昔腾坦	I	B	I	B	II b	C
PDE5i						
西地那非	I	A	I	A	II b	C
他达拉非	I	B	I	B	II b	C
伐地那非	II b	B	II b	B	II b	C
sGC						
利奥西呱	I	B	I	B	II b	C
PGI$_2$ 类似物						
静脉泵入依前列醇[a]	—	—	I	A	I	A
雾化吸入伊洛前列素	—	—	I	B	II b	C
静脉泵入伊洛前列素	—	—	II a	C	II b	C
皮下注射曲前列尼尔	—	—	I	B	II b	C
贝前列素	—	—	II b	B	—	—
IP 受体激动药						
司来帕格	I	B	I	B		

注：PAH 为肺动脉高压；WHO 为世界卫生组织；CCB 为钙通道阻滞药；ERA 为内皮素受体拮抗药；PDE5i 为 5 型磷酸二酯酶抑制药；sGC 为鸟苷酸环化酶激动药；PGI$_2$ 为前列环素；[a] 为即将上的药物；"—"表示不推荐或缺乏证据。

根据肺动脉高压患者 WHO 心功能分级推荐的靶向药物起始联合治疗方案为安立生坦＋他达拉非——WHO II 级（I，B），III 级（I，B），IV 级（II b，C）。

对 WHO 心功能 IV 级的患者，建议先给予以静脉或皮下前列环素为基础的联合治疗至少3个月，仍然疗效不佳时可考虑肺移植或心肺联合移植。序贯联合治疗方案应根据患者具体情况选择。

三、右心导管检查正常值

（一）右心导管检查各腔室压力正常值

部　位	压　力	平均值（mmHg）	范围（mmHg）
右心房	a波	6	2～7
	v波	5	2～7
	平均	3	1～5
右心室	收缩压	25	15～30
	舒张压	4	1～7
肺动脉	收缩压	25	15～30
	舒张压	9	4～12
	平均	15	9～19
肺毛细血管楔压	平均	9	4～12
左心房	a波	10	4～16
	v波	12	6～21
	平均	8	2～12

（二）各腔室血氧正常值

腔　室	血氧饱和度
上腔	66%～84%（76.8%）
下腔	76%～88%（83%）
右心房	72%～86%（79.5%）不应低、高于腔静脉9%
右心室	64%～84%（78.5%）不应低、高于右心房5%
肺动脉	73%～85%（78%）不应低、高于右心室3%
左心房	95%～99%（97%）不应低于95%

四、成人心脏超声正常值

项目名称	mm	部位名称	mm
左心房 LA	<35	室间隔 IVS	<12
左心室 LV	<55	左心室后壁 LVPW	<12
升主动脉 AO	<35	左心室壁	<9~12
主肺动脉 PA	<30	右心室壁	<3~4
右心房 RA	<40×35	右心室	<35
左心室流出道	18~40	右心室流出道	18~35
主动脉内径 AO	20~35 mm	肺动脉内径 PA	15~26 mm
室间隔厚度 IVS	6~12 mm	左心室后壁厚度 LVPW	6~12 mm
左心室内径 LV	38~54 mm	左心房内径 LA	20~40 mm
右心室内径 RV	15~34 mm	右心房内径 RA	26~44 mm
右心室流出道 RVOT	<30 mm		

五、常见血液检查正常参考值

项目中文名称	项目英文名称	项目缩写	参考值范围	单位
丙氨酸氨基转移酶	ALT	ALT	5~40	U/L
天冬氨酸氨基转移酶	AST	AST	8~40	U/L
总胆红素	TBIL	TBIL	0.1~1.1	mg/dL
直接胆红素	DBIL	DBIL	0~0.4	mg/dL
间接胆红素	IBIL	IBIL	0~0.7	mg/dL
总蛋白	TP	TP	6~8	g/dL
清蛋白	ALB	ALB	3.5~5.5	g/dL
碱性磷酸酶	ALP	ALP	20~110	U/L
酸性磷酸酶	ACP	ACP	0.5~1.9	U/L
胆碱酯酶	CHE	CHE	206~460	U/L
胆汁酸	TBA	TBA	<10	μmol/L

续表

项目中文名称	项目英文名称	项目缩写	参考值范围	单位
钾	K	K	3.5～5.0	mmol/L
钠	NA	NA	135～145	mmol/L
氯	CL	CL	96～106	mmol/L
肌酐	CRE	VRE	0.5～1.1	mg/dL
尿酸	URIC	URIC	2.5～7.7	mg/dL
血糖	GLU	GLU	70～110	mg/dL
尿素氮	BUN	BUN	6～20	mg/dL
肌酸激酶	CK	CK	25～200	U/L
乳酸脱氢酶	LDH	LDH	230～460	U/L
羟丁酸脱氢酶	HBDH	HBDH	80～220	U/L
钙	CA	CA	8.5～11	mg/dL
磷	P	P	2.5～5.0	mg/dL
铁	IRON	IRON	40～160	μg/dL
胆固醇	CHOL	CHOL	120～230	mg/dL
甘油三酯	TRIG	TRIG	50～150	mg/dL
高密度脂蛋白	HDL-C	HDL-C	35～70	mg/dL
低密度脂蛋白	LDL-C	LDL-C	40～120	mg/dL
载脂蛋白 A1	APOA	APOA	100～160	mg/dL
载脂蛋白 B	APOB	APOB	75～123	mg/dL
高敏 C 反应蛋白	HS-CRP	HS-CRP	＜3	mg/L
淀粉酶	AMY	AMY	＜110	U/L
糖化血清蛋白	GSP	GSP	122～236	μmol/L
腺苷脱氨酶	ADA	ADA	10.0～20.0	U/L
肌酸激酶 MB 同工酶	CK. MB	CK-MB	正常＜4.94，AMI＞5.0	ng/mL
肌红蛋白	MYO	MYO	正常 7～76，AMI＞90	ng/mL
肌钙蛋白 I	TNI	TNI	正常＜0.1，AMI＞1.5	ng/mL
脑钠肽前体	NT-proBNP	NT-proBNP	正常＜125	pg/mL

图书在版编目（CIP）数据

让肺高血压低头 / 李江，罗俊主编. -- 长沙 ：湖南科学技术出版社，2019.5
ISBN 978-7-5710-0162-9

Ⅰ. ①让… Ⅱ. ①李… ②罗… Ⅲ. ①肺性高血压－诊疗 Ⅳ. ①R544.1

中国版本图书馆 CIP 数据核字(2019)第 073589 号

让肺高血压低头

主　　审：周胜华
主　　编：李江罗俊
副 主 编：宋　洁　何玉虎
策划编辑：李　忠
文字编辑：杨　颖
出版发行：湖南科学技术出版社
社　　址：长沙市湘雅路 276 号
网　　址：http://www.hnstp.com
湖南科学技术出版社天猫旗舰店网址：
　　　　http://hnkjcbs.tmall.com
印　　刷：湖南凌宇纸品有限公司
　　　　（印装质量问题请直接与本厂联系）
厂　　址：长沙市长沙县黄花镇黄花工业园
邮　　编：410137
版　　次：2019 年 5 月第 1 版
印　　张：2019 年 5 月第 1 次印刷
开　　本：710mm×1000mm　1/16
印　　张：11
字　　数：180000
书　　号：ISBN 978-7-5710-0162-9
定　　价：29.50 元